DR. MED. YOSHIMI TANAKA
Neurochirurg

Gesundheit in Eigenverantwortung

Ein langes gesundes Leben durch Änderung der Lebensgewohnheiten

Aus dem Japanischen
von Dr. Monika Lubitz

edition EM

Bibliografische Information der Deutschen Bibliothek

Die Deutsche Bibliothek verzeichnet diese Publikation in der Deutschen Nationalbibliografie; detaillierte bibliografische Daten sind im Internet über http://dnb.ddb.de abrufbar.
ISBN 978-3-941383-09-8

German translation published by arrangement with
Metamor Publishing, Co, Ltd. through
The English Agency (Japan) Ltd.

Die japanische Originalausgabe dieses Buches erschien 2010 unter dem Titel *Kenko Jiritsu Ryoku* bei Metamor Publishing, Tokio.

Die in diesem Buch vorgestellten Informationen zu den Produkten und Anwendungen der EM-Technologie wurden nach bestem Wissen und Gewissen geprüft. EM-Produkte und ihre Anwendungen werden wissenschaftlich und praktisch mit der nötigen Sorgfalt getestet und auf ihre Wirkung und Sicherheit untersucht. Inzwischen werden sie in über hundert Ländern mit durchweg positiven Resultaten eingesetzt. Dennoch übernehmen die Autoren, die Übersetzer und die Verlage keinerlei Haftung für Schäden irgendwelcher Art, die sich direkt oder indirekt aus dem Gebrauch der hier vorgestellten Anwendungen ergeben. Bei ernsthaften Beschwerden oder in Zweifelsfällen sollten Sie deshalb unbedingt ärztliche oder naturheilkundliche Hilfe in Anspruch nehmen.

1.Auflage

Umschlaggestaltung:	Toni Horndasch
Umschlagmotiv:	Osamu Miyagi
Lektorat:	Franz-Peter Mau
Korrektorat:	Wolfgang Krüger
Layout und Satz:	hofAtelier Toni Horndasch
Druck:	DCM Druck Center Meckenheim GmbH

www.editionEM.de

Inhalt

Einleitung

Ich bin nun schon seit fast 25 Jahren Arzt. Nach meinem Universitätsabschluss begann ich, mir mit großem Ernst Wissen und Techniken anzueignen, um dann zehn Jahre nach dem Examen endlich die Ausbildung zum Neurochirurgen zu beenden. Inzwischen habe ich als Chirurg auch eine gewisse Geschicklichkeit entwickelt, bei vielen Operationen Erfahrungen gesammelt, und ich glaubte, die richtige Medizin zu praktizieren.

Irgendwann – ich glaube, das trifft auf alle medizinischen Fachgebiete zu – stößt man auf eine Wand – eine Wand bestehend aus Krankheiten, die man trotz ausgezeichneter Fähigkeiten nicht heilen kann. Da es trotz aller Seelenqualen letztendlich nicht anders geht, unterdrückt man das Gefühl des Versagens und richtet sich darauf ein, einfach nur das zu tun, was man kann, um wieder einen gewissen Seelenfrieden zu finden.

In diesem Zustand des gestörten Seelenfriedens gelang es mir durch eine unbedeutende Begebenheit, diese Wand zu überwinden und zu den Auffassungen zu gelangen, die ich in diesem Buch darlege. Dabei handelte es sich um einen Patienten, den ein Kollege während unserer gemeinsamen Zeit an einem Krankenhaus betreute. Er war nach einem schweren Hirnschlag bewusstlos und hatte sich obendrein mit MRSA (Methicillin-resistenten Staphylococcus aureus) und resistenten Pseudomonas aeruginosa angesteckt, was eine schwere Lungenentzündung ausgelöst hatte. Die Möglichkeiten der Antibiotika waren bereits ausgeschöpft, und nun zeigten sich auch schon die schweren Nebenwirkungen der Medikamente auf die Lungenfunktion. Beim Röntgen des Brustkorbes war die Lunge schon ganz weiß, das heißt, der Patient litt bereits an einer Lungeninsuffizienz.

Der verantwortliche Arzt, mein Kollege, sagte der Familie: „Wir können nichts mehr für ihn tun. Es bleibt nichts anderes, als auf den

Tod zu warten.“ Da drückt ihm die Familie eine Flasche EM-X (dazu Genaueres später) in die Hand und bat: „Würden Sie ihm dies bitte geben, da ja sonst sowieso nichts mehr hilft?“ Obwohl mein Kollege dachte, wenn er durch dieses Wasser geheilt würde, brauche er keinen Arzt mehr, erhörte er doch die inständige Bitte der Familie und verordnete, dem Patienten dreimal täglich etwas davon durch die Magensonde zu verabreichen.

Sogleich passierten erstaunliche Dinge: Das Fieber sank extrem schnell, nachdem er zunächst außerordentlich stark geschwitzt hatte, und der Atem stabilisierte sich. Die Atemmaske konnte abgenommen werden, und auf der Röntgenaufnahme war eine deutliche Besserung der Lungenentzündung festzustellen. Wenige Tage später war diese ausgeheilt und er brauchte tatsächlich keinen Arzt mehr.

Da ich am selben Krankenhaus arbeitete, konnte ich diesen Fall der überraschenden Heilung einer Lungenentzündung aus nächster Nähe erfahren. Dieser Anlass machte mir einmal mehr die Macht der Selbstheilungskräfte bewusst. Seit diesem Erlebnis behandelte ich nur noch so weit, dass eine Entwicklung vom Schlechten zum Guten hin gewendet wurde, und beobachtete dann nur noch. (Tatsächlich ist es aber für einen Arzt ziemlich hart, einfach nur tatenlos zuzusehen.) Von da an gelang es mir, einen Patienten nach dem anderen erfolgreich zu behandeln.

All diesen Patienten gegenüber ist es vielleicht nicht ganz fair, aber ich bin zur Überzeugung gekommen, dass eine Krankheit eigentlich von selbst heilt. Man könnte auch sagen, dass die übermäßige Behandlung, die ich als richtig erlernt hatte, im Grunde nicht gut ist. In einem gewissen Sinn ist das Gehirnwäsche. Mir war klar geworden, dass es unsere Rolle als Arzt ist, nur ein wenig nachzuhelfen, wenn eine Krankheit so schwer ist, dass sie nicht von selbst heilt. (Für diese Erkenntnis habe ich aber 20 Jahre gebraucht!)

Seitdem ich zudem EM-X bzw. EM-X Gold[1] kennengelernt habe, lasse ich keine Gelegenheit aus, dieses bei einer Behandlung einzusetzen. Aber ein gewöhnlicher, in einer Klinik angestellter Arzt kann nicht plötzlich anfangen, in großem Stil eine andere Behandlungsmethode anzuwenden als die Verschreibung von Medikamenten. Denn Handlungen, die in der modernen Medizin nicht erprobt und validiert wurden, sind in der klinischen Praxis untersagt. Um in einem solchen Umfeld EM-X Gold empfehlen zu können, beschränke ich mich dabei ausschließlich auf Patienten, mit denen ich ein sehr gutes Vertrauensverhältnis habe und die an Krankheiten leiden, die üblicherweise nicht heilbar sind.

Nachden ich EM kennengelernt hatte, dachte ich, Krankheiten würden geheilt, wenn man einfach nur EM-X einnehme. Je mehr Patienten ich aber beobachten konnte, desto mehr wurde mir bewusst, dass das allein noch nicht ausreicht. Nimmt man lediglich EM-X ein, so fehlt doch noch etwa, um die Krankheit auf Dauer in den Griff zu bekommen. Als ich gründlich darüber nachdachte, kam ich zu einem Ergebnis, das mir heute selbstverständlich erscheint: nämlich, dass auch das Material, aus dem sich der Körper zusammensetzt – die Nahrung – überaus wichtig ist.

Als ich meinen Standpunkt als Arzt derart verändert hatte, begann ich, ein Problem nach dem anderen in der Medizin und der Gesellschaft zu entdecken. Ich kam zu dem ganz offensichtlichen Schluss, dass wahre Medizin nicht eine Medizin ist, die mit der wachsenden Anzahl von Patienten umgehen kann, sondern eine solche, die bei der Prävention eine große Rolle spielt, damit Menschen gar nicht erst krank werden. Außerdem wurde mir auf meiner Suche nach Gesundheit bewusst, dass die Umweltprobleme eine nicht zu über-

1 Seit 2005 ersetzt das wirkungsverbesserte EM-X Gold das vormalige EM-X, das nicht mehr hergestellt wird.

sehende und unüberwindliche Mauer darstellen. Isst man regelmäßig Nahrungsmittel von schlechter Qualität, so hat das auch negative Auswirkungen auf den Körper. Diese Nahrungsmittel werden im Erdreich gezogen, in dem auch Mikroorganismen leben. Wenn wir uns keine Gedanken über die Lebensbedingungen dieser Erdbewohner machen, die in dieser Welt am zahlreichsten sind und die das Fundament allen anderen Lebens bilden, können wir die Einflüsse auf den Menschen, der an der Spitze der Nahrungskette steht, nicht einschätzen.

Auf den Menschen positiv wirkende Bakterien kann man einfach „gute Bakterien" nennen, die **Abkürzung EM** hat ihren Ursprung im Begriff **„Effektive Mikroorganismen"**, der eine Gruppe von mehreren nützlichen Mikroorganismen bezeichnet, die in einer Nährlösung zusammenleben. EM ist eine Kombination von Photosynthesebakterien, die die Basis bilden, und anderen für den Menschen unbedenklichen, ja nützlichen Mikroorganismen wie Milchsäurebakterien und Hefen, die auch bei der Verarbeitung von Nahrungsmitteln Verwendung finden. Näheres hierzu finden Sie später in diesem Buch. Das oben erwähnte EM-X Gold wird unter Einsatz dieser Mikroorganismen hergestellt.

Mithilfe dieser Gruppe von Mikroorganismen kann die Qualität des Bodens verbessert werden, so dass hochwertige biologische Lebensmittel wachsen, oder man kann mit ihrer Hilfe die hygienischen Bedingungen in der Viehzucht verbessern. Außerdem können damit im Haushalt nicht nur das Abwasser und der Biomüll effektiv behandelt werden, sie werden auch zur Reinigung von Schwimmbädern, Teichen und Flüssen verwendet und bei verschiedensten Umweltprojekten eingesetzt.

Wenn es um die Gesundheit unseres Körpers geht, können die Mikroben in EM, die auf unsere gesamte Umwelt einen positiven Einfluss ausüben, von außen und von innen ihren Teil beitragen. Ich wünsche mir, dass möglichst viele Menschen sich aufs Neue der wahren Größe der mit bloßem Auge unsichtbaren Mikroorganismen, die eine fundamentale Stütze des Ökosystems bilden, bewusst werden und die Möglichkeiten von EM, das eine Kombination solcher Mikroorganismen ist, kennenlernen und nutzen.

Wenn ich auf Vorträgen über diese Art von Prävention und Gesundheit, die Bedeutung der Mikroorganismen für unsere Nahrung und die Umwelt sowie ihren Einfluss auf die Medizin spreche, bekomme ich oft zu hören: „Ich verstehe Ihre Ausführungen, aber ich kann mir das alles nicht merken. Könnten Sie das nicht mal in einem Buch zusammenfassen?“ In der begrenzten Zeit eines Vortrages kann ich natürlich auch nicht über alles sprechen, so dass ich dieser Bitte nun entsprochen und dieses Buch geschrieben habe. Hier möchte ich Ihnen zeigen, wie das, was im Gesundheitswesen als Allgemeinwissen gilt, eigentlich nicht logisch ist. Ich würde mich freuen, wenn dieses Buch dann auch tatsächlich etwas zu Ihrer Gesundheit beitragen kann.

Kapitel 1:

Die medizinische Versorgung der Japaner im weltweiten Vergleich

Japan – Paradies in Sachen medizinischer Versorgung?

Im weltweiten Vergleich gehen die Japaner am häufigsten zum Arzt

2007 mochte man kaum hinsehen, als die amerikanische Wirtschaft infolge der Finanzkrise einen Rückgang erlebte, doch 2008 verschlimmerte sich alles durch den Lehmann-Schock noch mehr, so dass die Arbeitslosenquote in Amerika auf über 10 % hochschnellte und ein Drittel der Bevölkerung keine Krankenversicherung hatte. Dort kostet bereits der Transport im Rettungswagen hunderte von Dollar, ein CT- oder MRI-Scan schon einige tausend Dollar, und hatte man sich einer Operation zu unterziehen, musste man leicht mit zigtausend Dollar rechnen.

In Japan ist der Transport mit dem Rettungswagen jedoch kostenlos, und versichert zu sein ist selbstverständlich. Der Eigenbeitrag liegt bei höchstens 30 %, und bei sehr kostspieligen Behandlungen liegt die Obergrenze bei gesetzlich gedeckelten ca. 610 Euro (ohne Kosten für den Krankenhausaufenthalt). So bietet das – auch vom amerikanischen Präsidenten Obama gepriesene – Krankenversicherungssystem für ALLE ein im Vergleich zum Rest der Welt recht günstiges Umfeld für die medizinische Versorgung.

Dank dieses Versicherungssystems, durch das man jederzeit, überall und auf unkomplizierte Weise einen Arzt konsultieren kann, in dem es günstiger ist, sich komplett durchchecken zu lassen als nur einen einfachen Gesundheitscheck zu machen, passiert es aber auch, dass Menschen, die eigentlich gar keine Untersuchung brauchen, oder solche, bei denen es keine Unregelmäßigkeiten gibt, so lange von einem Arzt zum andern rennen, oder gar immer wieder dieselben Untersuchungen machen lassen, bis sie eine zufriedenstellende Antwort erhalten. Die Wartezimmer der Praxen sind Treffpunkte für

Senioren, in denen gelegentlich gescherzt wird: „Nanu, heute ist Herr/Frau Sowieso nicht da! Ihm/ihr geht es wohl nicht gut?“

Auch das mag eine Rolle dabei spielen, dass Japan bei der durchschnittlichen Zahl der Arztbesuche unter den OECD-Mitgliedsstaaten 2005 den ersten Platz belegte (Abb. 1). Demnach ließ sich jeder Japaner im Laufe eines Jahres 13,8-mal untersuchen. Vergleicht man diese Zahl mit dem OECD Durchschnitt von 6,8-mal, so ist das doppelt so hoch. Verglichen mit den Daten der USA – 3,8-mal pro Jahr – ist der Wert mehr als dreimal so hoch. Es ist also offensichtlich, dass die Japaner recht häufig zum Arzt gehen. 2008 wurden beispielsweise 2,64 Milliarden ärztliche Untersuchungen durchgeführt.

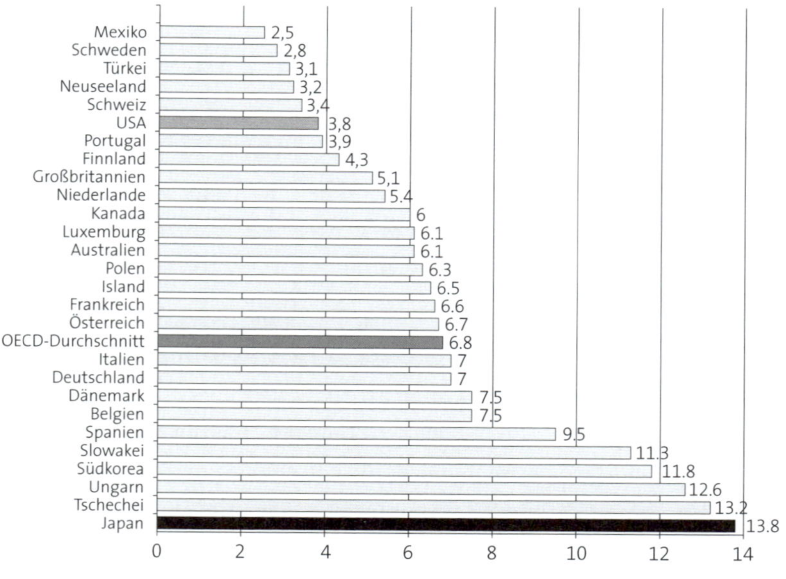

Abb. 1: Durchschnittliche Häufigkeit der Arztbesuche in den OECD-Mitgliedsstaaten
Quelle: OECD (Hrsg.): Statistiken zur versicherungsgedeckten Krankenbehandlung, 2007

Immer mehr Kranke und steigende Kosten für die medizinische Versorgung

Für die wenigen Kranken Japans werden 252 Millionen Euro Steuergelder ausgegeben

Dadurch, dass man recht einfach einen Arzt aufsuchen kann, dass die medizinische Technologie hoch entwickelt ist und die Anzahl der Patienten laufend zunimmt, erreichten die Kosten für den Gesundheitssektor 2007 mit 252,4 Millionen Euro (34,1 Billionen Yen) einen neuen Rekord. Diese 252,4 Millionen Euro wurden natürlich nur für die Patienten ausgegeben. Folgerichtig wurden dann im April 2010 die Krankenversicherungsbeiträge angehoben.

Diese Patienten machen nur etwa 15 % der Bevölkerung aus. Das bedeutet, dass diese 252,4 Millionen Euro nur für einen Bruchteil der Bevölkerung ausgegeben wurden. Von der restlichen Bevölkerung haben etwa 70 % Beschwerden; sie sind also auch nicht gesund. Die

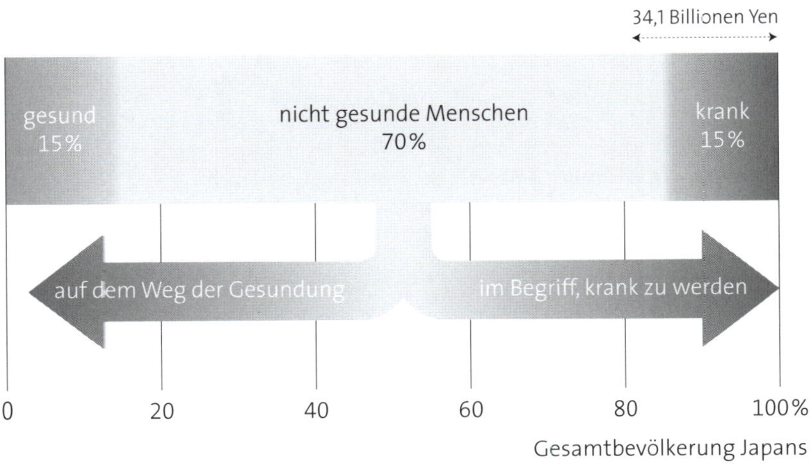

Abb. 2: 252 Millionen Euro Steuergelder fließen in die Gesundheit (2007)

Frage, ob dieser Personenkreis in Zukunft zu den Gesunden oder den Kranken zählen wird, hat großen Einfluss auf die Zukunft Japans (Abb. 2).

Wenn wir uns ansehen, welche Krankheiten am häufigsten vorkommen, werden Zivilisationskrankheiten wie Bluthochdruck, Diabetes, hoher Cholesterinspiegel, altersbedingte Krankheiten wie Grauer Star und den Knochenbau betreffende Krankheiten aufgezählt (Abb. 3). Da Hirninfarkt eine Folge von Arterienverkalkung ist und chronische Niereninsuffizienz infolge von Diabetes auftritt, kann man behaupten, dass die zehn häufigsten Krankheiten Zivilisationskrankheiten sind. Das wirft die Frage nach dem Lebensstil der Japaner auf.

Rang	Krankheit	Rang	Krankheit
1	Essentielle Hypertonie (Symptom)	6	Diabetes (nicht insulinpflichtig)
2	Rückenmarksleiden	7	Bandscheibenbeschwerden
3	Gelenkleiden	8	Grauer Star
4	Asthma	9	Hirninfarkt
5	Erhöhter Cholesterinspiegel	10	Chronische Niereninsuffizienz

Abb. 3: Die zehn häufigsten Krankheiten der ambulanten Patienten
Quelle: Patientenerhebung des Arbeits- und Sozialministeriums aus dem Jahr 2005, exklusive Patienten von Zahnärzten, mit Ansteckungskrankheiten, in der Psychiatrie oder mit Hautkrankheiten.

Medizinische Versorgung und Pflegeversorgung sind nicht gerüstet für einen steigenden Krankenstand

Etwa 52 % der Gesundheitskosten im Jahr 2007 wurden für Senioren über 65 Jahre aufgewendet, so dass man überhaupt nicht von einem langen und gesunden Leben sprechen kann (Abb. 4). Wie die Grafik zeigt, steigt mit zunehmendem Alter auch die Anzahl der Krankheiten, zudem suchen die Patienten dann mehrere Praxen auf.

Heute sind die Kliniken und Praxen nicht auf die steigende Zahl der Patienten eingerichtet. Damit herrscht in Japan ein relativer Ärztemangel, erschöpfte Ärzte ziehen sich vom Dienst im Krankenhaus zurück oder geben ihre Praxen auf, was den Niedergang der medizinischen Versorgung beschleunigt und zu einer Abwärtsspirale führt. Selbst wenn man die Zulassungen zum Medizinstudium um die Hälfte erhöhen würde, könnte dies nicht unmittelbar helfen, denn es dauert fünf bis sieben Jahre, bis ein Arzt voll ausgebildet ist (bis zum Chirurgen dauert es sogar zehn Jahre). Auch wenn man neue Studienplätze für Medizin einrichten würde, ist das noch keine Garantie dafür, dass diese Studenten dann auch den Weg zum Kinderarzt, Gynäkologen, Chirurgen oder Neurochirurgen wählen, wo der Ärztemangel sich am stärksten auswirkt. Wollte man die Anzahl der Ärzte erhöhen, so müsste wohl ein System wie in den USA eingeführt werden, in dem die Anzahl der Studienplätze in den einzelnen Spezialgebieten beschränkt ist. Wenn es so weitergeht, kommt auf uns eine Zeit zu, in der ein Transport mit dem Rettungswagen nicht mehr selbstverständlich sein wird.

Da außerdem die Zahl der bettlägerigen Alten stetig zunimmt, bleibt nur noch die Option, die Beiträge zur Pflegeversicherung anzuheben. Wartezeiten auf einen Platz in einem Pflegeheim von zwei Jahren sind bereits selbstverständlich. Fehlende staatliche Mittel mögen auch ein Grund dafür sein, aber in der arbeitsaufwendigen

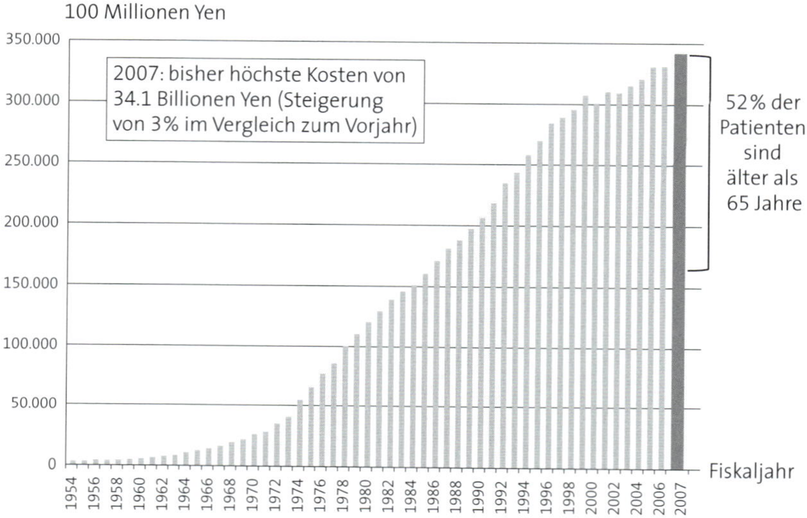

Abb. 4: Die Entwicklung der Gesundheitskosten in Japan
Quelle: Aus den Veröffentlichungen des Arbeits- und Sozialministeriums

Pflege (zu Billigstlöhnen) macht sich ebenfalls Erschöpfung breit, so dass – egal wie stark die Arbeitslosenquote ansteigt – die Zahl der Beschäftigten in der Kranken- und Altenpflege nicht zunehmen wird. Meiner Ansicht nach besteht eine große Gefahr, dass sowohl die Krankenversicherung als auch die Pflegeversicherung zusammenbrechen werden.

Ärzte untersuchen die Patienten gar nicht mehr

Moderne medizinische Versorgung bedeutet, die Krankheit zu erkennen, aber den Patienten nicht zu untersuchen

Menschen, die an einer Krankheit leiden, besuchen eine medizinische Einrichtung, um sich behandeln zu lassen. Das ist eigentlich ganz selbstverständlich, doch dabei haben wir folgendes Problem:

Eine Seniorin ging zum Beispiel zu einem Orthopäden wegen Taubheit in den Füßen; von ihm bekam sie Schmerzmittel, ein entzündungshemmendes Mittel und ein Vitaminpräparat verschrieben. Da sie auch einen Hirnschlag gehabt haben könnte, ließ sie sich auch von einem Gehirnchirurgen untersuchen, der einen kleinen Hirnschlag feststellte und ihr deshalb ein blutverdünnendes Mittel verschrieb. Außerdem hatte man entdeckt, dass sie an Bluthochdruck litt, so dass sie eine Überweisung zum Internisten erhielt. Dieser verschrieb ihr ein Blutdruck senkendes Medikament und – da die Blutuntersuchung auch einen hohen Cholesterinspiegel gezeigt hatte – noch ein Medikament, das die Synthese von Cholesterin blockieren soll. Ob das Schmerzmittel daran schuld war, ist unsicher, aber da sie nun auch an Magenproblemen litt, kamen noch ein Mittel gegen Übersäuerung und ein weiteres zum Schutz der Magenschleimhaut hinzu. Vor lauter Sorge konnte sie nun nicht mehr ruhig schlafen, so dass sie noch ein Schlafmittel bekam. Als sie sich danach erkältete, erhielt sie zusätzlich ein allgemeines Grippemittel, ein Husten linderndes Mittel, ein schleimlösendes Mittel, ein fiebersenkendes Schmerzmittel, ein entzündungshemmendes Mittel und eines zum Schutz der Magenschleimhaut … Auf diese Art und Weise für jedes einzelne Symptom extra Untersuchungen durchzuführen und den Patienten mit verschiedenen Medikamenten zu überhäufen, das nennt man heutzutage Behandlung.

Wenn ich ambulant Patienten behandle, dann lasse ich mir alle Medikamente zeigen, die sie derzeit einnehmen, und finde dabei nicht selten von verschiedenen Institutionen verschriebene Medikamente der gleichen Art oder gar unnötige Medikamente. Auf diese Weise nimmt eine Art der Behandlung überhand, bei der der Arzt die Krankheit sieht, aber den Patienten nicht insgesamt untersucht. Andererseits gibt es auch Patienten, die mit der derartigen Versorgung mit Medikamenten zufrieden sind. Wir haben also ein Problem.

Man kann wohl sagen, dass das Problem der Behandlung auch in dem System der Honorierung liegt. Längere Gespräche mit dem Patienten über seine sozialen und allgemeinen Lebensumstände sind kostenlos, mehr verdient der Arzt durch viele Untersuchungen, viele Arzttermine und das Verschreiben von Medikamenten. Manchmal höre ich, dass es einem Patienten besser ging, als er seine Medikamente absetzte. Da man davon ausgehen muss, dass alle Medikamente Nebenwirkungen haben und sich gegenseitig beeinflussen, würde ich mir wünschen, dass sich sowohl die Ärzte als auch die Patienten auf ein Minimum an Medikamenten beschränkten.

Japaner haben ein weit gefasstes Verständnis von Krankheit

Nicht alles wird von der Krankenkasse bezahlt

Auch das Verständnis von Krankheit ist in der japanischen Bevölkerung ein Problem. Es ist der staatlichen Krankenversicherung für alle[2] zuzuschreiben, dass die Auffassung weitverbreitet ist, in einem Krankheitsfall werde alles gut, wenn man nur zum Arzt ginge. Viele sind sich nicht einmal der Tatsache bewusst, dass es eine Versicherung ist.

Sehen wir uns zum Beispiel einmal einen ambulanten Patienten bei einem Neurochirurgen an:

Patient: Ich mache mir Sorgen um meinen Kopf und bin deshalb zur Untersuchung gekommen.

Arzt: Worum geht es denn?

Patient: Ein Freund hat einen Hirnschlag erlitten und nun mache ich mir auch um mich Sorgen.

Arzt: Haben Sie denn irgendwelche Beschwerden?

Patient: Nein, eigentlich nicht.

Arzt: In diesem Fall müssten Sie die Kosten für die Untersuchung selbst tragen. Sind Sie damit einverstanden?

Patient: Was? Zahlt das nicht die Krankenversicherung?

Arzt: Nein, die Krankenversicherung übernimmt das nur in Krankheitsfällen.

Patient: Also … Werden die Kosten nicht übernommen?

2 Die Nationale Krankenversicherung bzw. Volkskrankenversicherung ist neben den Arbeitnehmerkrankenversicherungen das zweite Standbein des japanischen Krankenversicherungssystems.

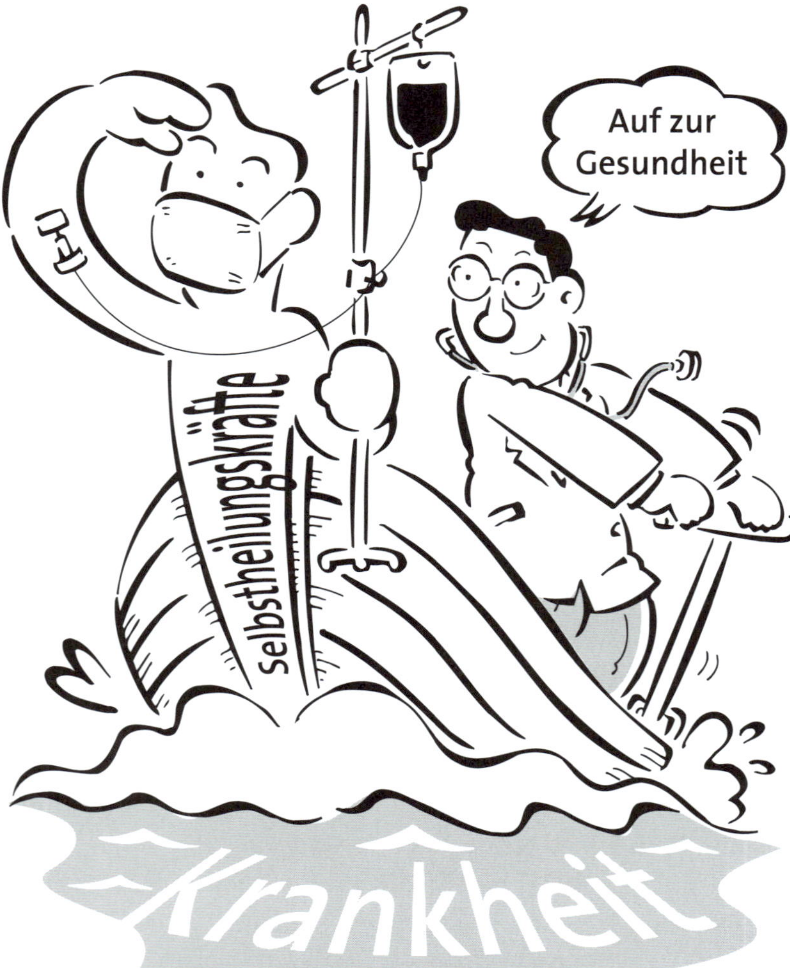

Abb. 5: D er Arzt hilft, das Schiff „Gesundheit“ zu steuern

Arzt: 70 % der Behandlungskosten werden aus Steuergeldern bezahlt… Da es sich um eine freiwillige Untersuchung handelt, müssten Sie die Kosten selbst übernehmen.
Patient: Warum zahlt mir das die Krankenkasse nicht?
Arzt: Ich kann Ihnen nur antworten: Weil es das Gesetz so vorschreibt.
Vielleicht denken Sie jetzt: „Was für ein Sturkopf!" Aber es geht ja um Ihre Steuergelder, und wenn die von jemandem Gesunden verschwendet würden, wären Sie doch wohl sauer. Es kann nicht sein, dass man Steuergelder in Anspruch nimmt, obwohl man gar nicht krank ist.

Die Krankheit heilt der Patient, der Arzt unterstützt ihn dabei

Es gibt aber auch Patienten wie diese: Ich hatte einmal einen ambulanten Patienten, der seinen Diabetes und Bluthochdruck schlecht unter Kontrolle hatte und bereits einen leichten Hirninfarkt erlitten hatte. Er achtete überhaupt nicht auf seine Gesundheit, hatte sogar Zigaretten in der Brusttasche stecken, als er mich aufsuchte. Er brachte mich in Verlegenheit, indem er sagte: „Ich befürchte, ich hatte einen zweiten Hirninfarkt und bitte deshalb um eine Untersuchung." Da er ja bereits Patient war, konnte ich problemlos eine Untersuchung durchführen, aber als ich ihn dann fragte: „Gibt es da nicht viele andere Dinge zu tun, bevor sie sich hier untersuchen lassen?", bekam ich nur zu hören: „Krankheiten zu heilen ist doch wohl die Aufgabe eines Arztes."

Auch der Wandel der Gesellschaft in Richtung zu immer mehr Konsum von Dienstleistungen und die Haftbarmachung bei Problemen mit Waren oder z. B. Spielgeräten im Park sind ein Problem. Ursprünglich war es die Aufgabe des Arztes, wie ein Lotse auf der Basis der Selbstheilungskräfte des Patienten lediglich das Steuer zu übernehmen und den Patienten auf den Pfad der Gesundung zu führen. Es war der Arzt, der das Wissen zur Erhaltung der Selbstheilungskräfte vermittelte, doch die Anwendung blieb dem Einzelnen überlassen. Irgendwann verfielen die Menschen der Illusion, dass nur der Arzt die Krankheit heilen könne.

Ich bin Neurochirurg und habe deshalb schon sehr viele Hirnschlag-Patienten untersucht. Menschen, die eines Tages ganz plötzlich nicht mehr sprechen können, einseitig gelähmt sind, zeigen alle Reue. Wenn mit einem Schlag das aktive Leben zu Ende ist, nützt aber alle Reue nichts. Das möchte ich Ihnen, liebe Leser, ganz eindringlich sagen.

Die rasante Verbreitung der Zivilisationskrankheiten

Mehr als 40 % der Oberschüler sind gefährdet

Am 11. April 2009 wurde in der Asahi Shimbun (zweitgrößte Tageszeitung in Japan) das Ergebnis einer Untersuchung zu Zivilisationskrankheiten unter Oberschülern veröffentlicht (Abb. 5). Diese Untersuchung wurde in den drei Präfekturen Chiba, Toyama und Kagoshima durchgeführt. 44 % der Jungen und 42 % der Mädchen waren von mehr als einem der fünf Faktoren Bluthochdruck, Verfettung innerer Organe, hohe und mittlere Blutfettwerte, geringer Anteil an gutem Cholesterin und Blutzucker auf nüchternen Magen betroffen. 5 % der Jungen und 3 % der Mädchen wiesen sogar bei mehr als drei dieser Faktoren zu hohe Werte auf. Es ist anzunehmen, dass sie kein Frühstück zu sich nehmen und sich nur von Fast Food, Erfrischungsgetränken mit hohem Zuckergehalt und Süßigkeiten ernähren.

Erst nach dem Zweiten Weltkrieg begann die Verbreitung der Zivilisationskrankheiten schlagartig zuzunehmen. Ich glaube kaum, dass diese Generation ins 100. Lebensjahr gesund leben kann, und es ist sogar anzunehmen, dass die Lebenserwartung in Zukunft rapide sinken wird. Wenn wir das Leben derjenigen Revue passieren lassen, die jetzt um die 100 Jahre alt sind, waren gute Essgewohnheiten und reichhaltige Natur charakteristisch für ihre Kindheit zu Beginn des 20. Jahrhunderts. Da es keine Autos und keine Landwirtschaftsfahrzeuge gab, konnten sie eine kräftige Konstitution aufbauen. Wir können unsere Konstitution ganz und gar nicht mit derjenigen dieses Personenkreises vergleichen.

Es ist doch merkwürdig, dass diejenigen, die gesund leben, den gleichen Beitrag an die Krankenkasse bezahlen wie diejenigen, die nicht auf ihre Gesundheit achten

Aber: Soll man wirklich mehrere Billionen Yen an Steuergeldern in die Behandlung von Zivilisationskrankheiten stecken?

Warum bezahlen die Menschen, die sich die größte Mühe geben, auf ihre Gesundheit zu achten, teure und qualitativ hochwertige Lebensmittel essen, Sport treiben und bei einem Gesundheitscheck keinen einzigen abnormalen Wert aufweisen, genauso hohe Beiträge an die Krankenkasse wie diejenigen, die ungesunde Nahrungsmittel in sich hineinstopfen, viel Alkohol trinken und rauchen, also einen ungesunden Lebensstil pflegen und deshalb auch dauernd krank sind? Und warum soll das allgemeinhin als gerecht angesehen werden?

Mir erscheint es sinnvoll, den Menschen, die auf ihre Gesundheit achten und keine Behandlungskosten verursachen, so etwas wie eine Gold-Versichertenkarte auszustellen, mit der sie sowohl eine niedrigere Selbstbeteiligung als auch geringere Beiträge zu leisten haben.

Wenn im Gegenzug dazu mit jeder weiteren Diagnose einer Zivilisationskrankheit der Beitrag zur Krankenversicherung stiege, würde wohl die Anzahl der Menschen, die auf ihre Gesundheit achten, ebenfalls steigen. Die Raucher, die eindeutig ihrer Gesundheit schaden, sollten nicht nur die Tabaksteuern, sondern zusätzlich pro Schachtel mehr bezahlen müssen.

Gedanken zur Grippe

Nicht mit Medikamenten unterdrücken, sondern den Körper stärken, damit er gegen Bakterien und Viren gefeit ist

In der fünf Millionen Jahre währenden Geschichte der Menschheit gehören Hungersnöte und Ansteckungskrankheiten dazu. Auf die Gefahr einer Hungersnot hat der Mensch mit Energiespeicherung und Veränderungen im Metabolismus reagiert, vor Ansteckung schützt er sich durch die Entwicklung seiner Immunkraft. Natürlich haben auch die Bakterien und Viren Strategien zum Überleben entwickelt. Die Lebenskraft der schon mehrere hundert Millionen Jahre existierenden Bakterien und Viren ist stark, und da sie einen einfachen Aufbau haben, können sie sich sogar recht schnell an ihre Umgebung anpassen, so dass es nicht verwunderlich ist, dass sie gegen Medikamente resistent werden und schnell mutieren können.

Egal wie viele Medikamente wir gegen einen solchen Feind entwickeln, sie werden doch immer wieder dagegen immun. Selbst bei der neuesten Schweinegrippe wurden schon innerhalb eines Jahres gegen Tamiflu (Medikament gegen diese Grippe) resistente Stämme aus allen Regionen der Welt gemeldet. Außerdem wurden sehr bald auch mehrere Arten von Mutanten entdeckt.

Selbst wenn man sich durch eine Impfung schützen möchte, müsste man doch jedesmal, wenn neue Varianten entstehen, mehrere Millionen an staatlichen Mitteln investieren, um neue Impfstoffe zu entwickeln (oder zu importieren). Dabei ist die Entwicklung von

Resistenzen doch das Ergebnis ihrer angeborenen Fähigkeiten, schnell zu mutieren – gerade damit Viren und Bakterien überleben können. Meiner Ansicht nach wäre es viel sicherer und kostengünstiger, eine starke körperliche Konstitution zu entwickeln, anstatt sie ausrotten zu wollen.

Erstaunliche Beimischungen im Grippeimpfstoff

Eines Tages bekam ich Informationen von einem Patienten, der an einer Überempfindlichkeit gegen chemische Stoffe litt. Telefonisch hatte er direkt vom Hersteller des Grippe-Impfstoffes von erstaunlichen Beimischungen erfahren. Um das zu überprüfen, ließ ich mir von verschiedenen Herstellern die Beipackzettel zuschicken: Bei fast allen war Formaldehyd (Formalin) dabei, das die Viren deaktivieren soll.

Formaldehyd ist einer der Stoffe, die – in Klebemitteln und als Verwitterungsschutz für Baustoffe enthalten – das „Sick House Syndrom“ verursachen können. Im Krankenhaus werden in dieser Flüssigkeit Organe konserviert, in der Schule Schlangen und andere Tierpräparate. Formaldehyd, das hier sicherstellen soll, dass die Viren inaktiv bleiben, ist hochgiftig.

Außerdem wird eine Quecksilberverbindung als Konservierungsstoff namens Thiomersal verwendet. Der offizielle Name lautet Quecksilberethyl-Natriumthiosalicylat. 2005 hatte der Amerikaner Robert Kennedy Jr. bekannt gegeben, dass Thiomersal so giftig ist, dass seine Sicherheit nicht durch Versuche nachgewiesen werden kann (Deadly Immunity – Robert F. Kennedy Jr. investigates the government cover-up of a mercury/autism scandal – 20th June 2005).

Es gibt bereits mehrere Todesfälle durch eine Grippeimpfung, aber kann man denn ausschließen, dass diese Stoffe (mit) daran schuld sind? Selbst wenn keine schwerwiegenden Nebenwirkungen auftreten, kommt es doch häufig vor, dass sich die Einstichstelle entzündet oder dem Geimpften schlecht wird. Es ist schon seltsam, dass bei der Abtötung einiger weniger Viren mittels einer Impfung die Gesundheit geschädigt wird, obwohl wir allein in der Luft in unserer Umgebung und an unseren Händen bereits hunderten und tausenden von Bakterien und Viren ausgesetzt sind. Tatsächlich ging es meiner Mutter 2009, nachdem sie sich einer saisonalen Grippeimpfung unterzogen hatte, drei Tage lang schlecht und sie musste das Bett hüten. (Ich hatte sie leider nicht rechtzeitig warnen können).

Der anfangs erwähnte, auf chemische Substanzen überempfindlich reagierende Patient hatte den Gesprächspartner beim Impfstoff-Hersteller gefragt: „Lassen Sie sich denn impfen?“ Die Antwort lautete: „Nein, ich lasse mich nicht impfen. Das heilt doch von allein, und es ist sogar besser, sich anzustecken, denn dadurch wird die Immunkraft richtig ausgebildet.“

Es kommt schon mal vor, dass jemand an den Nebenwirkungen eines Impfstoffes stirbt

Im November 2009 wurden besonders Menschen zwischen 50 und 80 Jahren, die eine Vorerkrankung aufwiesen, gegen den neuen Grippevirus geimpft (gleich nach den im Pflegebereich angestellten). Doch gerade unter diesen Senioren mit Vorerkrankungen traten dann aber durch die Nebenwirkungen Todesfälle auf. Obwohl die Ansteckungsrate für diese Gruppe von Menschen weniger als 10 % beträgt, ist die Sterberate bei einer Ansteckung sehr hoch. Doch auch die Anzahl der Todesfälle durch die Nebenwirkungen der Impfung ist besonders hoch. Hier erschließt sich mir der Sinn der bevorzugten Impfung nicht, und meiner Meinung nach wird hier das Pferd von hinten aufgezäumt. Auch die Regierung hat nach diesen Vorfällen ihren Standpunkt gewechselt und ruft nun zur Vorsicht bei Grippeimpfungen auf.

Es gibt allerdings auch einen Impfstoff für Schwangere ohne die organische Quecksilberverbindung. Ich muss zu meiner Schande gestehen, dass ich trotz meiner langen Laufbahn in der Medizin erst vor kurzem davon gehört habe. (Es steht auf der Homepage des Ministeriums für Arbeit und Soziales.) Allerdings muss man selbst einen Antrag auf diesen Impfstoff stellen. Wissen das die Schwangeren eigentlich? Und wie viele Ärzte wissen nichts davon – wie ich selbst so lange Zeit – und impfen Schwangere mit dem thiomersalhaltigen Impfstoff? Meiner Ansicht nach muss der jahrelange Einsatz von Schwermetallen, die sich im Körper anreichern, neu überdacht werden.

Es gibt aber wohl auch Menschen, die meinen: „Auch wenn es eine Quecksilberverbindung ist, handelt es sich doch um eine so geringe Menge, dass es nicht schadet, und es kommt selten zu Todesfällen." Bis zum 6. Januar 2010 wurden angeblich 17 Millionen Menschen gegen den neuen Grippevirus geimpft, und 107 Menschen starben. Am 7. Januar erkrankten 17 Millionen Menschen an dieser Grippe und 146 starben. Das Ministerium für Arbeit und Soziales dementierte einen Zusammenhang zwischen den Impfungen und den Todesfällen, aber die Wahrheit bleibt unklar. Übrigens, 2007 starben 696 Menschen an der saisonalen Grippe, also fast fünfmal so viele wie am neuen Grippevirus. Was ist denn dann wirklich mehr zu fürchten? Warum hat es so einen Aufruhr um eine vom neuen Grippevirus verursachten weltweiten Pandemie gegeben, obwohl die Sterberate so viel geringer ist als die der saisonalen Grippe?

Ich bin der Meinung, wir müssen genauesten prüfen, welche Wahl wir in diesem Fall treffen wollen: Entweder wir halten es für gut und impfen, auch wenn es vielleicht gar nichts nützt und durch die Nebenwirkungen 107 Menschen sterben. Oder wir wissen nicht, ob wir uns anstecken werden oder nicht, und selbst wenn wir uns anstecken, bedeutet das nicht den sicheren Tod. Aber von denjenigen, die den Kampf mit dem Virus aufnehmen, verlieren 146 Menschen diesen Kampf und sterben. Wie würden Sie sich entscheiden?

Soll man sich jedes Jahr impfen lassen, wenn im Impfstoff Gift enthalten ist, das sich im Körper anreichert?

Nun wenden wir uns den Menschen zu, die meinen, es seien ja nur geringfügige Dosen, so dass man sich darüber keine Sorgen machen müsse. Das ist eine Frage der persönlichen Einstellung.

Auch im weiten Meer kommt eine geringe Menge von Quecksilber vor, aber im Fleisch eines an der Spitze der Nahrungskette im Meer stehenden Thunfisches oder Wals speichert sich eine große Menge Quecksilber an. In der Ausgabe der Asahi Shimbun vom 22. Januar 2010 gab es folgende Meldung: „In dem als Stadt der Walfänger bekannten Taiji wurde im Haar der Bevölkerung mehr als die zehnfache Menge an Quecksilber des Durchschnitts aller Japaner gefunden, teilweise sogar mehr als der von der WHO als sicher eingestuften Menge. 50 Bewohner des Ortes waren von Mitgliedern der Universität für Pflegeberufe von Hokkaido untersucht worden. Von der Belastung des Walfleisches mit Quecksilber wurde im In- und Ausland berichtet, aber da man es dort seit alters isst, besteht eine hohe Wahrscheinlichkeit, dass es sich im Körper anreichert."

Aus der Impfspritze von einem Millimeter (ausreichend für die Impfung eines Erwachsenen) gelangen durch die Impfung 4 bis 8 µg Quecksilberverbindungen in den Körper. Da ich auch gehört habe, dass viele sich an einem Arm gegen die saisonale Grippe und am anderen gegen die neue Grippe impfen lassen, bekommen sie auch die doppelte Dosis Quecksilber ab.

Soll man sich nun jedes Jahr mit Quecksilber impfen lassen, wenn es sich im Körper anreichert? Bei Erwachsenen könnte man ja weitgehende Zugeständnisse machen, aber wie denken Sie über die jährliche Impfung von kleinen Kindern und gar Ihren Enkelkindern? Wenn das so weitergeht, müsste man schließlich gegen die normale Grippe und die neuen Grippeviren und die neuen, neuen Viren und die neuen, neuen, neuen Viren usw. impfen. Was halten Sie davon?

Über das Fieber

Der Mechanismus des Fiebers

Möglicherweise ist in unserem Körper (in der DNA) gespeichert, dass Bakterien und Viren Hitze nicht vertragen. Stellt der Körper fest, dass der Feind die erste Verteidigungslinie im Hals und der Nasenschleimhaut durchbrochen hat und sich eine bestimmte Menge von Eindringlingen im Körper verteilt hat, erteilt er den Befehl, die Körpertemperatur anzuheben, um diese zu verbrennen.

Zuerst geht der Körper in den Sparmodus, damit keine überflüssige Energie verschwendet wird. Das macht sich als Appetitverlust, generelle Erschöpfung, Müdigkeit bemerkbar, so dass man weiß, man soll sich nicht bewegen und unnötige Kraft verschwenden. (Für die Verdauung und Nährstoffaufnahme braucht man normalerweise vier Stunden, aber im Laborversuch braucht derselbe Vorgang bei großer Hitze und starkem Druck ganze 24 Stunden und verbraucht sehr viel Energie.)

Der nächste Schritt zur Vorbereitung eines Anstiegs der Körpertemperatur besteht darin, die Blutzufuhr in die für das Überleben nicht so wichtigen Arme und Beine zu reduzieren. (Hände und Füße werden kalt.) Am ganzen Körper werden die Muskeln in Schwingung versetzt, um den Schüttelfrost hervorzurufen, der den Anstieg der Körpertemperatur bewirkt. Der Körper ist so eingerichtet, dass daraufhin die Körpertemperatur ziemlich schnell ansteigt und bei etwas über 38° C der Schalter zur Aktivierung bestimmter Enzyme in den Lymphozyten umspringt, damit ihre starken Fähigkeiten zur Geltung kommen können (Verstärkung der Immunkraft). Mit der hohen Temperatur und der geballten Energie bündeln die Lymphozyten ihre Kräfte zum Angriff auf die Viren. Erst dann springt der Körper wieder in den fiebersenkenden Modus um. Das bedeutet, dass der Schüttelfrost vorüber ist, dafür aber Schweiß ausbricht, durch den der Körper gekühlt wird. Die Schlappheit bleibt noch, bis sich der Körper von dieser Kraftanstrengung erholt hat.

Auch ohne medizinische Vorbildung haben Sie, liebe Leser, sicher auch schon diese Erfahrung gemacht: Selbst wenn es Ihnen noch nicht so gut geht, ist alles in Ordnung, wenn der Appetit wieder einsetzt. Der Körper gibt uns damit die Erlaubnis, den Verdauungstrakt wieder zu benutzen. Der menschliche Körper verfügt also über ein sehr ausgeklügeltes System. Da aber eine zu große Schwäche ebenfalls ein Problem ist, muss auch über Infusionen nachgedacht werden, falls der Patient überhaupt nichts essen und trinken kann.

Was passiert, wenn das Fieber mit senkenden Mitteln unterdrückt wird?

Es ist ja schon ein Fortschritt, wenn in TV-Serien und der Werbung gesagt wird, ein Fieberausbruch sei ein Zeichen für den Kampf gegen Viren, aber was passiert wohl, wenn man dem armen, schwachen Patienten fiebersenkende Mittel verabreicht? Der Patient ist schlapp und kann sich kaum bewegen, da der Körper ja schon mit den Vorbereitungen zum Fieberausbruch begonnen hat. Und natürlich wird die Kraft der Lymphozyten nicht entfesselt, bis die Körpertemperatur angestiegen ist – sie sind noch im normalen Modus.

Letztendlich kommt es dann so weit, dass ein geschwächter Körper den Kampf mit einer Vielzahl an Viren aufnimmt, was ein ziemlich harter Kampf wird. Der Körper geht dann nämlich ohne die erwartete Verstärkung der Lymphozyten und auch ohne die mächtige Waffe des Fiebers in den Kampf.

Dann ist es auch nicht verwunderlich, wenn die in großer Zahl übrig bleibenden Viren ins Gehirn eindringen: Die Wahrscheinlichkeit einer durch Grippe verursachten Hirnhautentzündung steigt. Außerdem wird die Lunge geschädigt, so dass eine Ansteckung mit weiteren Bakterien möglich ist und damit auch Komplikationen durch eine akute Lungenentzündung erwartet werden können.

Dies ist zwar meine persönliche Meinung, aber ich vermute, dass in den Todesfällen ohne Vorerkrankung wahrscheinlich fiebersenkende Mittel eingesetzt wurden. Der Grund ist, dass der erlaubte Einsatz von Acetoaminophen (einer Art von fiebersenkendem Mittel, z.B. Paracetamol) einer Senkung des Fiebers gleichkommt.

Es ist zwar unter den Kinderärzten selbstverständlich, dass bei Fieber durch Ansteckung mit Viren grundsätzlich keine fiebersenkenden Mittel verschrieben werden, doch ich würde mir wünschen, dass diese Praxis auch auf andere Patientengruppen ausgeweitet würde. Es ist ein Problem, dass in Japan solches Wissen nur auf Fachkongressen hinter verschlossenen Türen weitergegeben wird.

Das Missverständnis um die antiviralen Mittel

Antivirale Mittel können nur die Fortpflanzung der Viren unterbinden, diese aber nicht töten. Die derzeit in Ihrem Körper befindlichen Viren werden nur durch Ihr Immunsystem im Schach gehalten. Deshalb bewirkt die Einnahme eines solchen Mittels höchstens eine um einen Tag vorgezogene Genesung von der Krankheit.

Da diese Mittel außerdem das Fieber extrem schnell senken, muss auch das beachtet werden, was ich vorher über die Gefahren der fiebersenkenden Mittel sagte. Zudem ist bekannt, dass die Einnahme bei Jugendlichen die Gefahr von außergewöhnlichen Handlungen, sogar Suizid in sich birgt, so dass dies verboten wurde. (Eine Ausnahme sind jugendliche Asthmapatienten wegen des erhöhten Risikos.) Da die Verschreibung aber erlaubt ist, sobald die Erziehungsberechtigten einwilligen, liegt nun das Problem in der leichtfertigen Forderung der Eltern nach diesen Mitteln.

Auch die Gabe an Schwangere in den ersten Monaten ist vom Gesundheitsministerium empfohlen; da es letztendlich aber um die Einnahme von Medikamenten geht, bin ich persönlich dagegen. Man darf nicht vergessen, dass auch diese Mittel bleibende Schäden verursachen können.

Über den Schutz durch Tragen von Mundschutz

Kann man die Verbreitung von Viren durch Tragen von Mund- und Nasenschutz verhindern?

Um es deutlich zu sagen, Sie sollten nicht glauben, ein Mund- und Nasenschutz böte ernsthaften Schutz gegen Viren. Und warum? Weil Viren extrem klein sind.

Ersetzte man einen Virus durch eine (Glas-)Murmel mit einem Durchmesser von einem Zentimeter, wäre ich mit meinen 1,72 m Körpergröße im Verhältnis dazu 140 km groß. Eine Maske wäre dann etwa so groß wie der Tôwada-See (ca. 61 km^2). Dann überlegen Sie sich doch bitte einmal, wie man diesen See so abschirmen könnte, dass nicht eine einzige Murmelkugel hineingelangen könnte.

Bei der Fortbildung von Betriebsärzten habe ich Folgendes erlebt: Bei dem Vergleich der Außenseite eines Mund- und Nasenschutzes mit der Innenseite durch ein Partikel-Messgerät gilt: Wenn beide Seiten die gleiche Menge Partikel aufweisen, ist die Durchlässigkeit 100 %; wenn keine Partikel auf die Innenseite gelangen, ist die Durchlässigkeit 0 % (100 %ige Abschirmung). Das korrekte Anlegen käme dem luftdichten Verschluss gleich.

1. Viereckiger OP-Mund- und Nasenschutz: 100 % Durchlässigkeit. Dieser Mundschutz ist pure Etikette und verhindert lediglich, dass eine infizierte Person durch Husten oder Niesen weitere Personen ansteckt. Die Öffnungen sind viel zu groß und können das Eindringen von Viren keinesfalls verhindern. Man kann höchstens erwarten, dass die Nasenschleimhaut und die Schleimhaut der Mundhöhle dadurch feucht gehalten werden.
2. 3-D-Mundschutz: Richtig angelegt, bietet er einen etwa 30 %igen Schutz. Öffnet sich irgendwo ein Spalt, haben wir wieder 100 % Durchlässigkeit.
3. N-95-Mundschutz (hohe Dichtigkeit): Korrekt nach einer komplizierten Methode angelegt, bietet er 93-95 %igen Schutz, aber es lässt sich damit nur schwer atmen. Legt man ihn nur einfach irgendwie an, sinkt der Schutz sofort auf 0-30 %.
4. Staubschutzmaske: Diese auf Baustellen verwendete Schutzmaske gegen giftigen Staub verliert ihre Effektivität genauso wie der N95-Mundschutz dramatisch, wenn man sich nicht vom korrekten Sitz überzeugt.

Mundschutz ohne zu berühren wegwerfen

Ich sehe oft Menschen, die sich nichts dabei denken, die Außenseite der Maske zu berühren, doch das bedeutet doch, die sich dort angesammelten Viren anzufassen, und dann hat man Milliarden von

Viren an der Hand. Mit einer solchen Hand die Türklinke oder die Halteschlaufen in der S-Bahn anzufassen, kommt dann einer ungemeinen Rücksichtslosigkeit gleich.

So sehr man sich also bemüht, den Mund- und Nasenschutz richtig anzulegen, macht das gar keinen Sinn, wenn man nicht bei jedem Verlassen des Hauses einen neuen Mund- und Nasenschutz benutzt. Auch wenn ein N-95-Mundschutz recht teuer ist, darf man gar nicht daran denken, einen solchen mit vielen Viren behafteten Schutz wiederzuverwenden. Denn dann wird unklar, ob man sich eigentlich vor Viren schützen oder sie sammeln möchte.

Kapitel 2:

Die einzigartige medizinische Versorgung in Japan

Japan hat die höchste Dichte an medizinischen Geräten

In Japan kann man die neuesten Untersuchungen und Behandlungen bekommen

Die Anzahl der in Japan betriebenen medizinischen Geräte wie CT-Scanner und MRI-Scanner beträgt bei den CT-Scannern auf 100.000 Bürger 92,6 Geräte, bei den MRI-Scannern 40,1 Geräte, was etwa das Zehnfache der Geräte in Frankreich ist. Es sind sogar mehr CT-Scanner und MRI-Scanner als in ganz Westeuropa zusammengenommen. Von den CT-Scannern steht etwa ein Viertel der weltweit produzierten Geräte in Japan (Abb. 6).

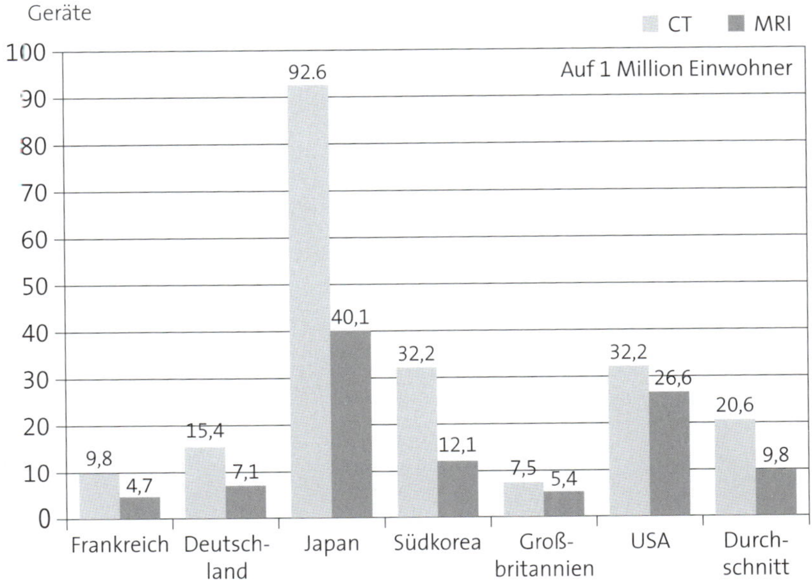

Abb. 6: Anzahl der CT- und MRI-Geräte in den OECD-Ländern
Quelle: OECD (Hrsg.), Grafiken und Statistiken zur weltweiten Krankenkassen-Medizin (2007)

In Japan ist es zum Beispiel auch in kleineren Krankenhäusern möglich, an ein und demselben Tag sowohl einen Termin für einen MRI-Scan als auch das Ergebnis zu bekommen, während es in Großbritannien oder Frankreich ganz normal ist, darauf mehrere Monate warten zu müssen. In den USA können sich sogar nur die Reichen diese teure Untersuchung leisten.

Selbst im Vergleich zum Rest der Welt ist diese laufende Innovation in der Spitzenmedizin hervorragend, und auch bei den Geräten wie CT und MRI gibt es laufend neue Funktionen. So kann man inzwischen mit einem Endoskop nicht nur den Magen inspizieren, sondern den Brustkorb, das Innere eines Gelenks oder gar des Gehirns. Die Genauigkeit von Ultraschallgeräten ist ebenfalls gestiegen, so dass man bei den dreidimensionalen Aufnahmen eines Fötus sogar die Gesichtszüge erkennen kann.

Bei den Operationen ist es durch die Entwicklung von Endoskopen für den Brustraum oder den Bauchraum möglich, minimal invasive Eingriffe vorzunehmen (eine den Körper so gering wie möglich belastende Operationsmethode), so dass die Patienten inzwischen oft schon am Tag der Operation das Krankenhaus wieder verlassen können. Bei der Strahlentherapie kann man selbst den früher nicht behandelbaren, gestreuten Metastasen im Gehirn mit dem Gamma-Messer zu Leibe rücken. Auch auf anderen Gebieten ist es jetzt möglich geworden, mit einem Protonenstrahl nur den Tumor zu bestrahlen. In dieser Hinsicht ist Japan also wirklich ein sehr fortschrittliches Land.

Japan ist das einzige Industrieland, in dem die Anzahl der Krebstoten zunimmt

Trotz medizinischer Spitzenversorgung nimmt die Anzahl der Kranken zu

Es gibt so viele medizinische Einrichtungen mit den allerneuesten Geräten, und auf ihren Internetseiten sieht man häufig Werbung mit Aussagen wie „Wir haben die allerneueste CT-Technologie mit Multislice und 64 Reihen eingeführt!", „Wir haben die allerneuesten Ultraschallgeräte!" oder „Unsere allerneuesten Analysemethoden". Medizinische Geräte veralten durch die technologische Revolution sehr schnell – genauso wie Computer. Keiner wird also Zweifel am Fortschritt in der Medizin hegen.

Doch Japan ist eines der wenigen Länder in der ganzen Welt, in denen die Zahl der Todesfälle infolge von Krebs weiterhin zunimmt.

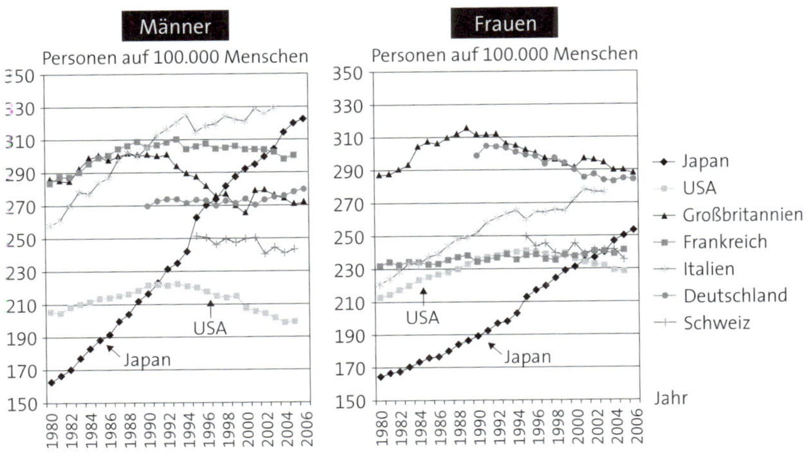

Abb. 7: Bericht der WHO: Weltweiter Vergleich der Krebs-Todesfälle
Quelle: OECD (Hrsg.), Statistiken der weltweiten Krankenversicherungen (2007)

Im Bericht des staatlichen Krebszentrums wurden folgende Zahlen veröffentlicht: 49 % der Männern bekommen im Laufe ihres Lebens Krebs (einer von zweien), 37 % der Frauen (eine von drei). Die Anzahl der Krebs-Todesfälle im Jahr 2008 betrug 343.000. Das bedeutet, dass täglich 940 Menschen, also alle drei Minuten jemand an Krebs verstarb.

Wenn wir uns die Abb. 7 mit der von der WHO veröffentlichen Grafik der Krebs-Todesfälle im weltweiten Vergleich ansehen, fällt die nach rechts oben verlaufende Linie für Japan sofort ins Auge. Es ist so offensichtlich. In den anderen Industrieländern bleibt schlimmstenfalls die Sterberate für Krebs stabil. Selbst in den USA, wo die Anzahl der Krebstoten sehr hoch ist, fällt sie jedoch tatsächlich seit etwa 1990. Als Gründe dafür können wir Veränderungen in der Ernährungslehre und der Ausstieg aus den drei klassischen Krebsbehandlungsmethoden (Operation, Chemotherapie und Strahlentherapie) anführen.

An dieser Stelle müssen wir wohl unser Bild von der paradiesischen medizinischen Versorgung in Japan korrigieren. Wenngleich jeder Japaner durch die flächendeckende Krankenversicherung zu günstigen Preisen die medizinischen Einrichtungen nutzen kann, es hier die meisten CT- und MRI-Geräte gibt und weltweit gesehen Spitzenmedizin zum Einsatz kommt, steigt die Anzahl der Patienten weiterhin derart, dass nun Ärztemangel herrscht. Auch die Gesundheitskosten steigen, und nur in Japan steigt noch immer die Anzahl der Krebstoten. Wir alle – die Bürger, die Angestellten im Gesundheitssektor und die Regierung – müssen uns ernsthaft darüber Gedanken machen, ob wir nicht unseren Lebensstil und die Art der medizinischen Versorgung verbessern können oder ob wir wie bisher weitermachen wollen.

Über den trügerischen Schluss der durchschnittlichen Lebensdauer und ein langes Leben in Gesundheit

Kein Zusammenhang zwischen hohem Alter und Krebs

Sogar angesehene Ärzte behaupten, dass die Anzahl der Krebstoten auf Grund der höheren Lebenserwartung ansteigt. Aber wenn auch die Rate der Krebserkrankungen unter Kindern jährlich um etwa 1 % steigt, hat das überhaupt nichts mit der höheren Lebenserwartung zu tun.

Die Männer erreichen im weltweiten Vergleich bei der durchschnittlichen Lebenserwartung den vierten Platz, die Frauen den ersten. Nehmen wir nun aber nur die Männer und schauen uns die Abb. 7 an, ist beachtenswert, dass die bei der Lebenserwartung den zweiten Platz einnehmende Schweiz eine viel geringere Rate an Krebs-Todesfällen unter den Männern aufweist als Japan. Die durchschnittliche Lebenserwartung eines Schweizers ist viel höher als die eines Japaners, aber viel weniger sterben dort an Krebs. Das liegt an der Methode zur Berechnung der durchschnittlichen Lebenserwartung.

In Japan sind viele alte Leute bettlägerig

Japan als das Paradies der sehr alten Menschen lässt vor unserem inneren Auge stolz einherschreitende Senioren erscheinen, aber es bleibt zu bezweifeln, ob in Japan Gesundheit und langes Leben einhergehen.

Im September 2009 wurden 40.399 Menschen mit einem Alter von über 100 Jahren gezählt (Abb. 8) – es gibt also tatsächlich viele Hochbetagte. Doch wenn man diese Zahl mit der Bevölkerungszahl

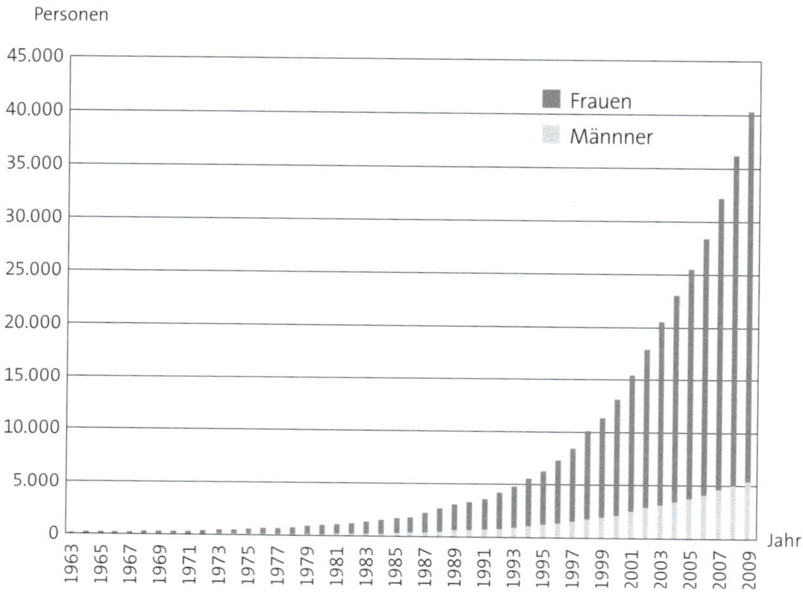

Abb. 8: Anteil der Hundertjährigen (über 100 Jahre alt) an der Bevölkerung

Japans in Relation setzt (Abb. 9), ist das einer von 3600 Menschen, während es in den USA einer von 3300 Menschen ist, und in Kuba sogar einer von 1800. Japan ist also nicht wirklich ein Land mit besonders vielen sehr alten Einwohnern. Der große Unterschied ist:

Land	Prozentsatz der über Hundertjährigen	Anzahl der über Hundertjährigen
Kuba	1/1800	6245 von 11.24 Millionen
Frankreich	1/3000	21.000 von 64 Millionen
USA	1/3300	96.500 von 300 Millionen
Japan	1/3600	36.000 von 120 Millionen

Abb. 9: Anteil der Hundertjährigen an der Gesamtbevölkerung (2008)

Während fast alle Hochbetagten in Japan ans Bett gefesselt sind, können sich in den anderen Ländern noch 70 % dieser Menschen selbständig versorgen.

Einer der Gründe, warum Japan ein Paradies für sehr alte Menschen wird, ist die Tatsache, dass von tausend Neugeborenen nur drei sterben, in Japan also die Überlebenschancen von Neugeborenen die besten in der Welt sind. Auch die Sterberate von Kindern bis 5 Jahren (Säuglinge und Kleinkindern) liegt bei nur 2,8 % – auch hier ist Japan führend in der Welt (Abb. 10).

Land	Durchschnittliche Lebenserwartung (2008)	Kindersterblichkeit (2005)
Japan	82,7 Jahre	2,8 pro 1000 Kinder
Frankreich	81,2 Jahre	3,6 pro 1000 Kinder
Deutschland	79,9 Jahre	3,9 pro 1000 Kinder
Großbritannien	79,4 Jahre	5,1 pro 1000 Kinder
USA	79,2 Jahre	6,8 pro 1000 Kinder
Kuba	78,6 Jahre	4,7 (2008) pro 1000 Kinder
Afghanistan	43,8 Jahre	167,7 (2003) pro 1000 Kinder

Abb. 10: Durchschnittliche Lebenserwartung und Kindersterblichkeit

Diese Tatsachen verringern in Japan also rein rechnerisch die durchschnittliche Lebenserwartung nicht, sondern verhelfen unserem Land zu dem Titel als Land mit der weltweit höchsten Lebenserwartung. Das bedeutet, dass Japan zwar die Tabellenspitze bei der durchschnittlichen Lebenserwartung anführt, aber ein langes und gleichzeitig gesundes Leben ist eher in anderen Ländern möglich.

Kuba ist das Land mit dem idealen Gesundheitszustand

Da schon von Kuba die Rede ist, möchte ich an dieser Stelle ein paar Worte über das Gesundheitssystem dieses Landes verlieren.

1959 gelang es dem Rebellen Fidel Castro in einem Coup d'Etat, den Inselstaat von der jahrelangen Bevormundung durch den Kolonialherrn USA zu befreien (Kubanische Revolution). Danach richtete sich die Sowjetunion Kuba wegen seiner Lage vor der Haustür des Erzfeindes USA als militärischen Stützpunkt ein (Kubakrise), weswegen die USA 1962 Wirtschaftssanktionen gegen das Land verhängten.

Fidel Castro überlegte sich, wie er das Wohl des Landes am besten fördern könne. Zunächst ließ er die Bevölkerung gegen Ansteckungskrankheiten impfen und dann führte er ein funktionierendes Trink- und Abwassersystem ein, um die Hygiene im Land zu verbessern. Außerdem verpflichtete er die Bevölkerung dazu, sich selbständig mit Nahrungsmitteln zu versorgen (und in einem sozialistischen Land kann sich dem niemand verweigern). Da man natürlich kein Geld für Insektizide hatte, war der biologische Anbau selbstverständlich. In einem armen Land wird auch die gegenseitige Unterstützung groß geschrieben, so dass die im Ackerbau Erfolgreichen diejenigen unterstützten, die weniger erfolgreich waren, und sich so das Wissen um eine erfolgreiche Landwirtschaft im ganzen Land verbreiten konnte.

Was den Gesundheitssektor anbelangt, so ist die medizinische Versorgung für die Bevölkerung kostenlos. Es gibt sowohl traditionelle Medizin als auch die moderne, allerdings gibt es im Land nicht viele CT- und MRI-Geräte, und es fehlt auch an Medikamenten.

An der medizinischen Fakultät der Universität werden nicht wie bei uns Ärzte ausgebildet, die nach Ausbruch der Krankheit den Patienten heilen sollen, sondern Allgemeinmediziner, die in der Präventivmedizin bewandert sind. Das Beste an diesem System ist, dass ein solcher Arzt sich um alle Mitglieder einer Familie kümmert. Er berät sie in Gesundheitsfragen unter Einbeziehung der familiären Beziehungen, dem individuellen Beruf, den Hobbys, Vorlieben und Essgewohnheiten sowie der geistigen Hygiene.

Und dann sank die Sterblichkeitsrate unter den Säuglingen von 38 Todesfällen von 1000 Geburten im Jahr 1966 auf 4,7 im Jahr 2008. Das ist die zweitbeste Sterblichkeitsrate gleich nach den 2,8 von Japan und besser als die 6,8 in den USA. Auch die durchschnittliche Lebenserwartung stieg von 55 Jahren gleich nach der Revolution auf 78,6 an und folgt den USA mit 79,2 Jahren und Japan mit 82,7 Jahren dicht auf den Fersen. Doch – wie bereits erwähnt – leben dort im Vergleich zur Bevölkerungszahl doppelt so viele über Hundertjährige als in Japan und die meisten von ihnen führen noch ein selbständiges Leben.

Inzwischen machen viele Besichtigungsdelegationen aus aller Welt Reisen in dieses erstaunlich gesunde Land. Meiner Ansicht nach können wir viel von den staatlichen Maßnahmen lernen, die aus der Armut des Landes heraus zu einer für die Gesundheit ideale Lebensumgebung geführt hat. Es ist zwar ein sozialistisches Land, aber trotz der Armut ist die Bevölkerung ziemlich zufrieden und es scheint, als ob sie großes Vertrauen in die Regierung hat.

Erkrankungsziffer und Sterberate von Krebs

Die Entdeckungsrate von Krebs ist gestiegen, aber die Überlebensrate bleibt gleich

Sehen wir uns das seit 1975 vom staatlichen Krebszentrum veröffentlichte Verhältnis der Todesfälle durch Krebs zur Erkrankungsrate für die verschiedenen Krebsarten einmal an (Abb. 11).

Zur Erklärung dieser grafischen Darstellung ist zu sagen, dass der Wert sich aus dem Bruch mit der Anzahl der an Krebs erkrankten Personen im Nenner und der Anzahl der daran verstorbenen Patienten berechnet. Für den Brustkrebs heißt das, dass von 100 erkrankten Personen 25 bis 30 daran sterben. Dies zeigt, je näher man dem Wert 100 von 100 kommt, desto sicherer ist der Tod.

Der erste CT-Scanner kam 1971 auf den Markt, die Geräte verbreiteten sich ab 1977 rasant und 1979 erhielten die Entwickler des CT-Scans den Nobelpreis in Medizin und Physiologie. Der erste MRI-Scanner kam etwas später, 1983, auf den Markt und die Technologie verbreitete sich kurze Zeit später sehr schnell.

Durch die Verbreitung dieser Untersuchungsgeräte stieg die Erkennung von krankhaften Veränderungen sprunghaft an und die neuesten Geräte sind so genau, dass sie sogar einen Tumor mit einem Durchmesser von wenigen Millimetern finden können. Das heißt, die Früherkennungsrate ist ebenfalls sprunghaft angestiegen, der Krebs kann frühzeitig behandelt werden, und man sollte meinen, dass hier die neuesten Behandlungsmethoden zum Einsatz kommen.

Im Ergebnis können wir in der Grafik einen leichten Rückgang feststellen, der auf die Effektivität der frühzeitigen Behandlung und den medizinischen Fortschritt zurückzuführen sein sollte. Wenn wir uns aber nur diese 30 Jahre ansehen, stagniert die Entwicklung in der Onkologie. Da die Sterblichkeitsrate für Krebs insgesamt gestie-

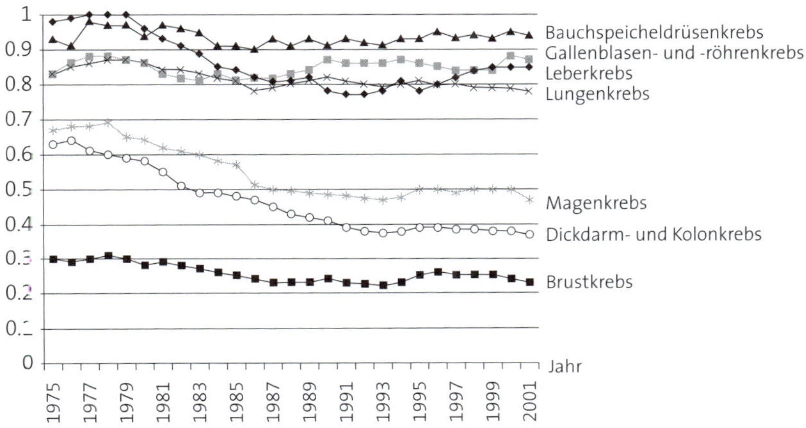

Abb. 11: Verhältnis der Todesfälle durch Krebs zur Erkrankungsrate für die verschiedenen Krebsarten in Japan
Quelle: Staatliches Krebszentrum, Zentrum für Krebsprävention

gen ist, kann man nicht gerade behaupten, die Medizin hätte hier Fortschritte gemacht. Das könnte ein Ausdruck der mittlerweile in der Medizin überall sichtbar werdenden Grenzen der Wirksamkeit sein.

Einzig und allein bei Magenkrebs und Krebs des Dickdarms und des Kolon sinkt die Anzahl der Todesfälle allmählich, was wahrscheinlich auf den Einsatz von Endoskopie bei der Operation zurückzuführen ist. Da man durchaus sagen kann, dass bei einfach zu entfernenden Krebstumoren die Früherkennung und die frühzeitige Behandlung sehr effektiv sind und dadurch die Anzahl der Todesfälle reduziert werden kann, sind Gesundheitschecks durchaus sinnvoll.

Veränderungen der Todesursachen nach dem Zweiten Weltkrieg

Der Wandel der Sterberaten bei den drei wichtigsten Krankheiten

Wenn wir uns die Veränderungen der Sterberaten bei den drei wichtigsten Krankheiten in Japan ansehen (Abb. 12), wird wieder einmal offensichtlich, wie stark die Häufigkeit von Fällen von bösartigen Tumoren, wie z. B. Krebs, zugenommen haben. Bei den Herzerkrankungen stagniert die Anzahl der Todesfälle durch die Verbreitung neuartiger Behandlungsmethoden, wie das Setzen von Stents, um die Adern zu erweitern, sowie Möglichkeiten der medikamentösen Behandlung.

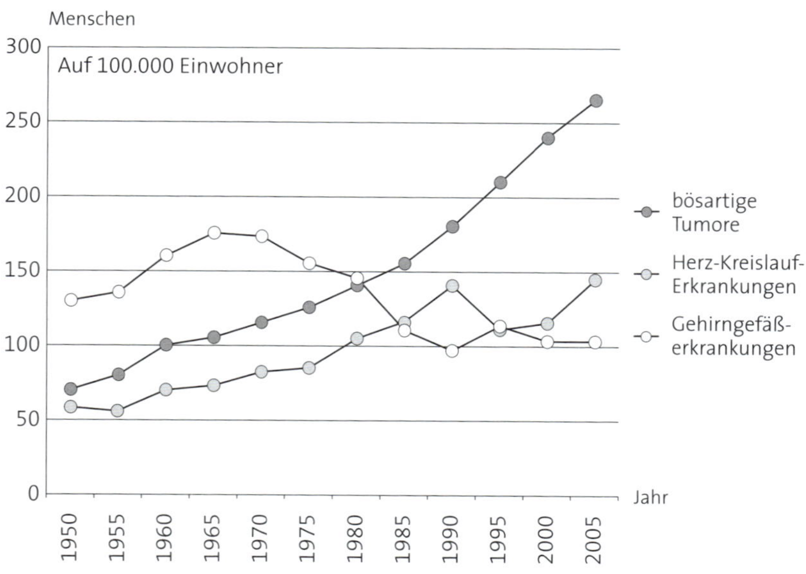

Abb. 12: Veränderungen der Todesursachen in Japan
Quelle: aus dem veröffentlichten Material des Arbeits- und Sozialministeriums

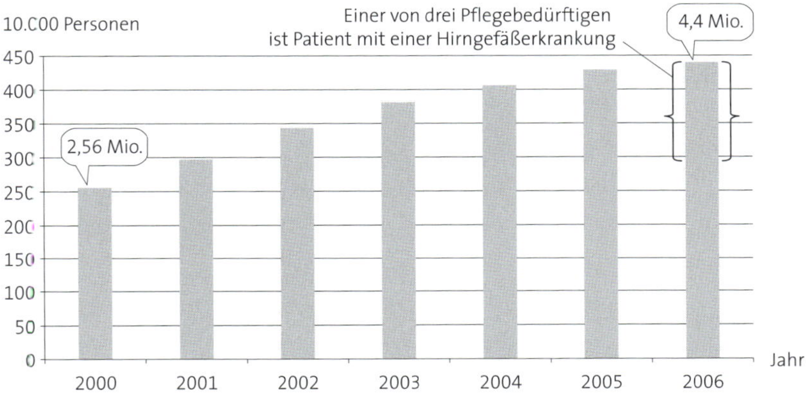

Abb. 13: Anzahl der Pflegepatienten und Hilfsbedürftigen
Quelle: Arbeits- und Sozialministerium: Bericht über die Pflegeversicherung aus dem Jahr 2006

Auch die Rettung von Patienten mit Hirnschlag ist dem Fortschritt in der Medizin zu verdanken. Doch wie Abb. 13 zeigt, steigt im Gegenzug zu der sinkenden Sterberate die Anzahl der Pflegepatienten immer stärker. 2006 litt einer von drei Pflegepatienten oder Hilfsbedürftigen an einer Hirngefäßerkrankung. Außerdem stehen wir dem neuen gesellschaftlichen Problem der sogenannten „Pflegeflüchtlinge“ gegenüber, pflegebedürftigen Senioren, die weder zu Hause, noch in ihrer Familie noch in einer Einrichtung einen Pflegeplatz haben.

Das Leben im Überfluss verursacht Zivilisationskrankheiten

Wenn wir uns die über 100 Jahre nachverfolgbare Entwicklung in der demografischen Statistik des statistischen Amtes des Ministeriums für Arbeit und Soziales ansehen (Abb. 14), stellen wir fest, dass vor dem Zweiter Weltkrieg aufgrund mangelnder Hygiene Ansteckungskrankheiten wie Tuberkulose 45 % der Sterbefälle ausmachten. Doch

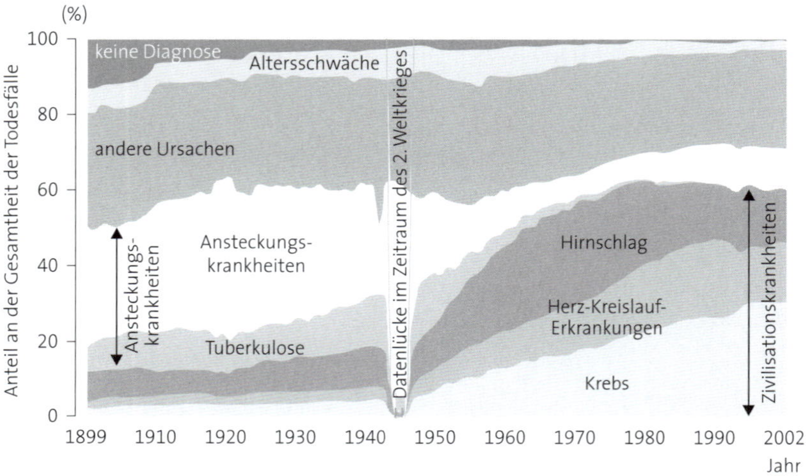

Abb. 14: Entwicklung der Todesursachen in den vergangenen 100 Jahren
Quelle: Statistik vom Ministerialsekretariat des Arbeits- und Sozialministeriums

nach dem Zweiten Weltkrieg nahm die Zahl der Todesfälle durch Ansteckungskrankheiten dramatisch ab, und stattdessen machen nun Zivilisationskrankheiten wie Krebs, Herzerkrankungen, Hirnschlag und Ähnliches 60 % der Sterbefälle aus.

Wir müssen uns noch einmal damit auseinandersetzten, was uns das Leben im Überfluss, das der nach dem Zweiten Weltkrieg einsetzende wirtschaftliche Aufschwung mit sich brachte, eigentlich wirklich gebracht hat. Bedenken Sie bitte auch, dass in den Schwellenländern diese Zivilisationskrankheiten ziemlich selten sind. „Das ist aber selten. Was ist denn eigentlich Diabetes?", werde ich dort gefragt. Auch bei den Tieren sollen nach der Domestizierung wild lebender Arten ähnliche Krankheiten wie unsere Zivilisationskrankheiten auftreten.

Das Problem der Strahlenbelastung durch medizinische Untersuchungen

In Japan beträgt die Strahlenbelastung durch medizinische Untersuchungen fünfmal so viel wie im Rest der Welt

Strahlenbelastung durch medizinische Untersuchungen entsteht, wenn ein Patient durch das Röntgen oder eine Behandlung mit Strahlentherapie Strahlung ausgesetzt wird. In Japan beträgt der Durchschnittswert pro Person jährlich 2,4 mSv (Millisievert). Das ist in etwa das Fünffache eines Bürgers anderer Staaten, so dass wir stolz den ersten Platz weltweit einnehmen können. Wir belegen häufig sowohl bei positiven Dingen als auch bei negativen den Spitzenplatz. Verantwortlich für diesen hohen Rang sind unter anderem die folgenden Tatsachen:

- Mit steigender Anzahl der CT-Geräte auf dem Markt nimmt auch der Einsatz dieser Geräte zu
- Patienten nehmen gerne und unbesorgt solche Untersuchungen wahr
- Bei 30 % Selbstbeteiligung wird schließlich auch eine solch teure Untersuchung günstig
- Die medizinischen Einrichtungen führen lieber eine Untersuchung mehr durch, als vom Patienten später verklagt zu werden
- Oft werden solche Untersuchungen auch empfohlen, um die Amortisation des teuren Gerätes zu beschleunigen
- Selbst die Regierung empfiehlt einen CT-Scan der Bauchregion, um Stoffwechselkrankheiten aufzudecken
- Die Medien fördern durch Verbreitung von Unsicherheit in der Bevölkerung den Wunsch nach solchen Untersuchungen

Je öfter man sich untersuchen lässt, desto stärker die Strahlenbelastung

Wenn Sie den Wert 2,4 Millisievert hören, können Sie sich wahrscheinlich nichts darunter vorstellen. Das Ministerium für Arbeit und Soziales hat festgelegt, dass die allgemeine, natürliche Strahlenbelastung (die Strahlenbelastung durch natürliche Strahlenquellen) ein Millisievert im Jahr nicht überschreiten sollte.

Eine medizinische Röntgenaufnahme des Brustraumes macht mit 0,4 mSv bereits 40 % des jährlichen Höchstwertes aus. Eine einfache Röntgenaufnahme des Kopfes schlägt mit 5 mSv zu Buche, doch normalerweise macht man hier von beiden Seiten jeweils eine Aufnahme, also beträgt die Strahlenbelastung dieser einen Untersuchung schon 10 mSv, also so viel wie 25 Aufnahmen des Brustbereiches (und das Zehnfache der Obergrenze für natürliche Strahlenbelastung). Ein einziger CT-Scan des Kopfes bringt eine Strahlenbelastung von 30 bis 50 mSv mit sich, also etwa die hundertfache Belastung einer Röntgenaufnahme des Brustbereiches. Die neueste Untersuchungsmethode auf Krebs ist der PET-CT (Positron Emission Tomographie). Sie bringt eine Strahlenbelastung von 40 bis 50 mSv äußerlicher Bestrahlung des ganzen Körpers mit sich sowie durch das Spritzen von radioaktivem Material in die Adern gleichzeitig noch eine innerliche Strahlenbelastung.

Der Grund, warum es kaum einen Unterschied zwischen einer Röntgenaufnahme des Kopfes und einem Ganzkörper-CT-Scan gibt, liegt darin, dass das Gehirn vom Schädel umschlossen ist, der nur mit starken Röntgenstrahlen durchdrungen werden kann. Die gängige Meinung ist, dass ein PET-CT-Scan praktisch jeden Krebs finden kann, doch tatsächlich ist es schwierig, damit Krebszellen in der Leber, Gallenblase, den Nieren, der Blase, der Harnröhre, Prostata, Speiseröhre, Magen, am Gebärmuttermund oder auch Leukämie festzustellen. Wie halten Sie nun davon, ohne guten Grund die Gesundheitstour zu machen und sich auf diese Weise durchchecken zu lassen?

Da das letztendlich bedeutet, dass die blinden Flecken der sonst so fortschrittlichen Untersuchungsgeräte durch die Untersuchung mit anderen Geräten abgedeckt werden müssen, steigt die Anzahl der Checks wie auch der Untersuchungen die Kosten dafür und auch die Strahlenbelastung.

Kinder sollten auf jeden Fall vor der Strahlenbelastung geschützt werden

Obwohl die natürliche Strahlenbelastung begrenzt wurde, gibt es keine Obergrenze für eine Strahlenbelastung durch medizinische Untersuchungen. Dem zugrunde liegt die Voraussetzung, dass dies bei notwendigen Untersuchungen eben nicht zu vermeiden ist. Deshalb ist es auch selbstverständlich, dass man diese Belastung vermeidet, wenn sie nicht nötig ist. Beim Röntgen entsteht keine Wärme, die Strahlen sind unsichtbar, und die Schäden sind nicht gleich offensichtlich. Deshalb ist selbst unter dem medizinischen Personal das Bewusstsein sehr gering, dass Röntgenaufnahmen eigentlich möglichst zu vermeiden sind. Sie fürchten vielmehr, dass ihnen später vorgeworfen werden könnte, sie hätten den Patienten nicht untersucht.

Liebe Leser, ich möchte Sie aber bitten, möglichst zu vermeiden, dass Kinder dieser Strahlenbelastung ausgesetzt werden. Anders als bei den Erwachsenen besteht das Knochenmark der Kleinkinder hauptsächlich aus dem blutbildenden roten Knochenmark. Die Bestrahlung dieses Knochenmarks könnte eine Ursache für Leukämie sein. Zwar tun die Röntgenassistenten das Notwendige, um die bestrahlte Region einzugrenzen, doch neigen sie gerade bei Kindern dazu, wegen ihrer geringen Körpergröße und der Schwierigkeit, stillzuhalten, eher eine größere Region als eigentlich notwendig zu röntgen. Es kommt nicht selten vor, dass für eine Aufnahme des Brustraumes das Kind gleich vom Kopf bis zum Becken geröntgt wird.

In der Gehirnchirurgie kommen oft auch Kinder mit Kopfverletzungen zur ambulanten Behandlung, und selbst wenn deutlich ist, dass keine ärztliche Behandlung nötig ist, fordern die Eltern häufig eine Röntgenaufnahme und einen CT-Scan des Kopfes, „nur um sicherzugehen". Da man nicht ausschließen kann, dass irgendwelche Anomalitäten entdeckt werden, kann ich nicht ablehnen, aber es tut mir im Herzen weh, über die Strahlenbelastung von Kindern, bei denen noch so viel Zellteilung stattfindet, nachzudenken.

Ein CT-Scan des Kopfes bringt eine Belastung wie 200 Tage Tschernobyl

Erinnern Sie sich noch an den Reaktorunfall von Tschernobyl? Zum Zeitpunkt der Entstehung dieses Buches, 2010, sind seit diesem Ereignis 24 Jahre vergangen. Dort wird auch heute noch pro Stunde eine Strahlenbelastung von 8 µSv (Mikrosievert) gemessen, also das Hundertfache der normalen natürlichen Strahlung. Wir reden hier von einem Messbereich von Mikrowerten, aber wenn wir das in einen uns geläufigeren Milliwert umrechnen, so wären das 0,008 mSv. Das sieht nach einer extrem geringen Menge aus, aber selbst das ist das Hundertfache des Normalwertes. Das bedeutet: Wenn man ein Strahlungsmessgerät (Geigerzähler) auf die Erde richtet, so fängt es sofort an zu knistern und zu rauschen.

Wenn wir nun damit die Belastung durch eine Röntgenaufnahme des Brustbereiches vergleichen, so bringt eine einzige Aufnahme eine Belastung von 0,4 mSv mit sich, was so viel ist, als würde man die Brust etwa 50 Stunden (ca. zwei Tage) der Strahlenbelastung in Tschernobyl aussetzt hätte. Da nun ein CT-Scan des Kopfes im Vergleich dazu eine hundertfache Belastung mit sich bringt, ist das genauso, als ob man den Kopf 200 Tage (mehr als sechs Monate) der Belastung von Tschernobyl aussetzen. Macht Ihnen dieser Gedanke keine Angst? Können Sie jetzt immer noch leichten Herzens eine Untersuchung mit Strahlenbelastung über sich ergehen lassen?

Wenn man einen vollen Gesundheitscheck und Gehirncheck mit allen Optionen durchführen lassen würde, käme man insgesamt auf eine Strahlenbelastung von 900 bis 1000 mSv. Diese Menge käme einem zehnjährigen Aufenthalt im radioaktiv verseuchten Gebiet von Tschernobyl gleich. Was halten Sie davon, jedes Jahr einen solchen Untersuchungszyklus zu durchlaufen? Ich möchte damit nicht ausdrücken, dass man nicht zum Gesundheitscheck gehen soll, aber ich bin der Meinung, man sollte nicht mehr Untersuchungen durchführen lassen als unbedingt nötig. Dies möchte ich Ihnen bei dieser Gelegenheit ans Herz legen.

Kapitel 3:

Fortschritt und Grenzen der Medizin

Wo hat es in der Medizin Fortschritte gegeben?

Fortschritte in der Medizin verlaufen parallel zur Entwicklung des Computers

Das vorherige Kapitel hat gezeigt, dass der Fortschritt in der Medizin sich auf die Weiterentwicklung der medizinischen Geräte beschränkt. Mit den Fortschritten in der Computertechnologie können immer mehr Daten verarbeitet werden, und ein CT-Scan, der früher nur durch zentimeterweise Bewegung der Kamera und erneutes Ablichten erstellt wurde, kann nun durch Weiterwandern der Kamera in spiralförmigen Linien (sphärisches CT) durchgeführt werden. Die für das Ablichten nötige Zeit wurde ebenfalls verkürzt sowie wenigstens geringfügig auch die Belastung mit radioaktiver Strahlung. Des Weiteren konnte früher immer nur eine Stelle untersucht werden, doch heute werden mehrere Reihen gleichzeitig untersucht (64 Reihen, 128 Reihen, 320 Reihen), und auch die Belichtungszeiten haben sich so stark verkürzt, dass es nun möglich ist, ein schlagendes Herz zu filmen.

Auch beim MRI wurde der Magnetismus verstärkt, so dass die Qualität der Aufnahmen stark verbessert wurde. Selbst die Vergrößerung hat sich vom Niveau einer Lupe zu dem eines Mikroskops verbessert. Mit dem PET-CT ist es nun sogar möglich, die bisher verborgen gebliebenen Metastasen zu entdecken, und für Operationen am Gehirn wurde ein Navigationssystem mit MRI-Aufnahmen entwickelt.

Schäden durch Entwicklung der medizinischen Geräte und Technologien

Einer meiner Professoren hat einmal gesagt: „Bevor ihr selbst eine Untersuchung macht, ist es viel besser, einen CT-Scan durchzuführen." Inzwischen gibt es sehr viele Ärzte, die sich komplett auf die Untersuchungsgeräte verlassen. Wenn man zum Arzt geht, werden gleich Untersuchungen durchgeführt, und es gibt Ärzte, die sich dann nur auf diese Untersuchungsergebnisse konzentrieren, ohne den Patienten überhaupt berührt zu haben – schlimmstenfalls schauen sie ihm nicht einmal ins Gesicht.

Außerdem sind nun mit steigender Genauigkeit der Untersuchungsgeräte auch durch solche Untersuchungen verursachte Schäden zum Problem geworden. Wenn zum Beispiel bei einem CT-Scan in der Lunge zufällig eine krankhafte Veränderung mit einem Durchmesser von fünf Millimeter mm gefunden wurde, ist erst einmal nicht klar, ob sie gutartig oder bösartig ist. Da noch keine angemessene Entscheidung getroffen werden kann, ist für eine Biopsie (die Entnahme einer Probe dieses Gewebes) schon ein Krankenhausaufenthalt nötig. Da der Tumor aber so klein ist, ist es sehr schwer, ihn tatsächlich zu treffen, so dass schon diese Operation eine gewisse Gefahr birgt. Deshalb wird oft entschieden, den Fortgang zu beobachten. Doch mit welchen Zweifeln muss nun ein Patient leben, dem gesagt wurde: „Wir werden später checken, ob der Tumor sich in der Größe verändert hat." Manche können mit dem Gedanken, dass sie vielleicht Krebs haben könnten, gar nicht mehr ruhig schlafen.

In der Gehirnchirurgie gibt es etwas Vergleichbares: Wenn eine noch nicht gerissene Arterienerweiterung (Aneurysma) im Gehirn gefunden wurde, muss der Patient mit der Angst leben, dass es irgendwann zu einem Riss kommt, der dann zu tödlichen Gehirnblutungen (Subarachnoidalblutungen) führen. Mir ist schon zu Ohren gekommen, dass sich solche Patienten aus Angst davor selbst umbringen, was ja nicht im Sinne der Medizin ist.

Vom Standpunkt eines Arztes aus gesehen ist es besser, mit der Einstellung zum Gesundheitscheck zu gehen, dass Krankheiten gefunden werden und nicht, um zu erfahren, dass alles in Ordnung ist.

Behandlung nur im Nachhinein

Sich um auftretende Symptome kümmern und sogar unnötige Rezepte verschreiben

Zuerst muss ich einmal Grundsätzliches vorausschicken: In der modernen Ausbildung der Mediziner wird die Wissenschaft vom Entdecken von Krankheiten vermittelt, aber der Fürsorge für den Patienten dabei keine Beachtung geschenkt. Mit anderen Worten, es wird studiert und gelernt, wie man bereits ausgebrochene Krankheiten behandelt. Ebenso werden nur diese Behandlungsmethoden als richtig anerkannt. Ob aus diesen Studenten dann gute Ärzte werden, bleibt ihrem persönlichen Charakter überlassen.

Wenn man zum Beispiel mit einer Erkältung in die Sprechstunde kommt (es ist typisch japanisch, wegen einer Erkältung zum Arzt zu gehen), bekommt man ein allgemeines Grippemittel, ein Hustenmittel, ein schleimlösendes Mittel, einen Entzündungshemmer, ein Antibiotikum und bei Fieber noch ein fiebersenkendes Mittel dazu. Da eine Erkältung aber von Viren ausgelöst wird, ist das Antibiotikum wirkungslos. Es wird in Japan vorbeugend gegen die weitere Ansteckung mit bakteriell ausgelösten Erkrankungen verschrieben, doch dadurch werden nur noch mehr resistente Stämme gezüchtet, die Darmflora geschädigt, und der Patient muss auch noch mit den Nebenwirkungen leben. Meiner Erfahrung nach verursachen Antibiotika nebenbei hauptsächlich allergische Ausschläge und Leberfunktionsschäden.

Viele Ärzte befürchten im Nachhinein Beschwerden und verklagt zu werden und neigen deshalb dazu, unnötige Medikamente zu verschreiben.

Der Husten ist ursprünglich eine Reaktion, um Fremdkörper hinauszubefördern; mit dem Nasenschleim sollen ebenfalls Fremdkörper entfernt werden, und das Fieber dient der Abtötung der Viren. Wenn diese Körperreaktionen mit Medikamenten unterdrückt werden, wird der ursprüngliche Selbstreinigungsprozess behindert, und es dauert länger bis zur Heilung.

Krankheiten werden nicht geheilt, indem man die Augen vor den Tatsachen verschließt

Bei den Patienten mit Zivilisationskrankheiten sieht es folgendermaßen aus: Wer an Bluthochdruck leidet, bekommt vom Arzt gesagt, er müsse nun für den Rest seines Lebens blutdrucksenkende Mittel einnehmen. Bei einem Diabetespatienten sind es dann blutzuckersenkende Mittel, und wenn erhöhte Cholesterinwerte festgestellt wurden, Mittel zur Hemmung der Blutfettsynthese.

Wenn man abnormale Werte allein durch Medikamente wieder in den Normalbereich zurückführt, ist das nichts anderes als Dreck unter den Teppich zu kehren.

Dabei wird es nur schlimmer, und eines Tages, wenn man den Teppich hochhebt, ist häufig die Krankheit vorangeschritten. Wir dürfen diese Art von Behandlung, bei der man die Augen vor den Tatsachen verschließt, nicht gutheißen. Bei lebensbedrohlich abnormalen Werten kommt man nicht um die Gabe von Medikamenten herum, aber es ist wichtig, die drohende Gefahr nicht zu ignorieren und es so weit kommen zu lassen.

Ist man geheilt, wenn der Krebs nicht innerhalb von fünf Jahren wieder ausbricht?

Es heißt zum Beispiel, wenn Magenkrebs im Frühstadium entdeckt, das Geschwür in einer minimalinvasiven Operation entfernt wird und dann innerhalb von fünf Jahren keine weiteren Tumore auftreten, ist die Behandlung abgeschlossen. Der Patient freut sich und missversteht dies als Hinweis, dass er wieder komplett gesund sei. Es bedeutet aber nur, dass bei einer erneuten Magenspiegelung keine neuen Geschwüre entdeckt wurden. Die Ursache für den ursprünglichen Krebs wurde nicht ein einziges Mal untersucht. Wenn wir für Gesundheit den Wert 0 ansetzen, befindet sich Krebs tief im negativen Bereich. Deshalb wird die operative Entfernung eines Krebsgeschwürs noch lange nicht den Wert für den körperlichen Zustand aus dem negativen Bereich herausholen. Aus diesem Grund ist es auch gar nicht verwunderlich, wenn dann an anderer Stelle wieder Krebs ausbricht.

Vergleicht man diese Behandlung mit der Gartenpflege, so scheint es, als ob man einmal das gesamte Unkraut entfernt und dann regelmäßig überprüft, ob es irgendwo wieder wächst. Wenn dann irgendwo wieder Unkraut wuchert, entfernt man es einfach wieder. Das heißt, der Arzt tut in der Zwischenzeit überhaupt nichts. Im Grunde genommen gibt es in der Medizin, die ja nur bereits ausgebrochene Krankheiten behandelt, auch gar keine Methode, die den erneuten Ausbruch von Krebs oder Metastasen verhindert. Glücklicherweise haben wir aber eine Chance, wenn der Krebs im Frühstadium entdeckt und vollständig operativ entfernt wurde. Doch dafür ist es nötig, solange kein Krebs vorhanden ist, einen gesunden Körper aufzubauen. Wie das geht, erkläre ich später.

Mein Vater unterzog sich wegen Rachenkrebs einer Strahlentherapie, die Nebenwirkungen zeigte, aber der Tumor verschwand. Auch später trat er nicht wieder auf, aber etwa zehn Jahre später erkrankte er an Darmkrebs und hatte auch schon in der Leber, der Lunge und der Wirbelsäule Metastasen, so dass er dann starb. Ich bereue es sehr, dass ich damals noch nicht wusste, was ich heute weiß.

Wenn wir schon bei dem Thema sind: In einer Fernsehsendung zur Gesundheitsuntersuchung wurde von einer Prominenten erzählt, die an Brustkrebs erkrankt war und sich frühzeitig behandeln ließ. Doch ich fürchte, dass man allgemein glaubt, sie sei nun völlig gesund.

Solange die Krankheitsursache nicht getilgt ist, kann von Heilung nicht die Rede sein

Auch wenn ich das so behaupte, heißt das nicht, dass ich die Medizin ablehne. Tatsächlich wurden nicht wenige Menschenleben durch den Fortschritt in der Medizin gerettet. Durch die Innovationen in der Pharmazie haben sich die Todesfälle durch Ansteckungskrankheiten drastisch reduziert. Auch die Infusionen sind wichtig, wenn ein Patient nichts mehr essen oder trinken kann. Mit dem Kaiserschnitt und anderen Entwicklungen in der Gynäkologie sowie in den Behandlungsmethoden von Säuglingen konnte schon unzähligen Müttern und ihren Kindern geholfen werden. Auch bei Angina Pectoris und Herzinfarkt, bei denen man früher nur den Patienten bis zu seinem Tod pflegen konnte, ist es heute durch die Technologie des Bypasses und der Stents (eine Vorrichtung aus Metalldraht zum Offenhalten von Adern) möglich, sogar wieder ins Arbeitsleben zurückkehren. Da die Patienten inzwischen oft am selben Tag nach der Operation wieder nach Hause gehen können, hat sich die Genesungszeit ebenfalls stark verkürzt. Durch die Fortschritte in der Notfallmedizin ist heutzutage auch die Überlebensrate bei plötzlich eintretenden Krankheiten und Verletzungen drastisch gestiegen. Es gibt noch viele weitere Beispiele für Situationen, in denen wir der Medizin unser Leben verdanken. Es ist eine wunderbare Technologie im Falle von bereits ausgebrochenen Krankheiten.

Doch übertragen wir den Stand der heutigen Medizin einmal auf die Küche. In der Küche (dem Körper) sind kleine Fliegen (Krankheit) aufgetaucht. Der Bewohner (Arzt) versucht sie nun, mit der Fliegenklatsche und Fliegenfängern (medizinische Geräte), Insektiziden (Medikamente) etc. zu bekämpfen. Dann werden leistungsfähigere Fliegenklatschen und Fliegenfänger (hochleistungsfähige medizinische Geräte) und hoch wirksame Insektizide (hoch wirksame Medikamente) entwickelt, und man erforscht, in welcher Zusammensetzung man die Fliegen noch effektiver vernichten kann (Effektivität der Behandlung). Und dann verkündet (referiert) man stolz in der Umgebung (auf Konferenzen), dass die Wirksamkeit der Behandlung um 10 % gestiegen ist. Das ist zwar meiner Meinung nach auch nötig, aber es fehlt der Medizin an einem Konzept, was mit dem Biomüll (Ursache der Krankheit) zu geschehen hat, wo die Fliegen ihre Brutstätte haben. Und auch der Patient jammert nur: „Bitte unternehmt etwas gegen die Fliegen!“ Dieses Bewusstsein möchte ich ändern.

Umgang mit den Patienten über die Grenzen der Medizin hinaus

Der Patient leidet unter den herzlosen Worten des Arztes

Von Anfang an waren der Krebs und schwere Krankheiten außerhalb der Grenzen der Medizin angesiedelt. Es ist grundsätzlich nicht zu erwarten, dass es Ärzten, die nicht einmal Erkältungen und Heuschnupfen heilen können, dies bei Krebs oder schwere Krankheiten gelingen könnte. Eifrige Ärzte versuchen, diese mit Medikamenten und Technologie zu überwinden. Da aber dadurch höchstens die

Symptome ein wenig gelindert werden können, werden sie laufend von den Patienten bedrängt, noch mehr zu tun. Wenn sie nun aufgefordert werden, etwas zu tun, das sie gar nicht können, werden sie gegenüber dem Patienten grob. (Im Japanischen gibt es dafür den Begriff „Doctor Harassment" – deutsch etwa: „Dr. Schikane".)

Seit wann, glauben Sie, wurde es allgemein üblich, die zu erwartende Lebenszeit bekanntzugeben, obwohl man sich bis vor kurzem davor scheute? Ich nenne Ihnen hier nur ein paar Beispiele für diese Worte, die dem Patienten jeden Traum und jede Hoffnung rauben – Ausdrücke, die ich selbst von den Patienten erzählt bekommen habe:

„Sie haben nur noch ein halbes Jahr zu leben. Also tun Sie, was Ihnen Spaß macht!" Das ist nicht unbedingt falsch, aber der Patient fühlt sich in Stich gelassen.

„Wenn Sie keine Chemotherapie wollen, brauchen Sie nicht mehr hierherzukommen." Das ist doch schrecklich!

„Da das sowieso unheilbar ist, sind weitere Untersuchungen nutzlos." Auch das ist herzlos.

„Wenn Ihnen unsere Behandlungsmethode nicht gefällt, dann suchen Sie sich doch ein anderes Krankenhaus." Wie fahrlässig!

„Da damit nur der Krebs begünstigt wird, hören Sie auf, nahrhaft zu essen." – Und was ist mit der Nahrung für den Körper …?

„Unter Einsatz von Chemotherapie haben Sie noch zwei Jahre, ohne noch acht Monate." – Ist man diese zwei Jahre dann gesund und munter?

Selten sind schwere Krankheiten – wie der Krebs – sofort lebensbedrohlich, doch sie rauben dem Patienten Stück für Stück die Lebenskraft, als würde ihm ganz langsam die Kehle zugedrückt. Auch solchen Patienten erklärt man – ähnlich wie oben dargestellt: „Das ist unheilbar" oder „Zum Schluss müssen Sie künstlich beatmet werden". Natürlich ist der Betroffene dann niedergeschmettert.

Gibt es wirklich kein Mittel, und wenn das so ist, was soll man dann tun?

Da man heute weiß, dass solch negatives Denken die Aktivität der Immunzellen schwächt und das vegetative Nervensystem instabil wird (Anspannung des Sympathikus), schädigt das die Immunkraft als Ganzes. Der Patient steckt sich dadurch leichter mit anderen Krankheiten an, was nicht gerade zur Überwindung von Krebs beiträgt. Deshalb ist es besser, umgekehrt die Aktivität der Immunzellen mit angenehmen Gedanken zu fördern, zum Beispiel an eine geplante Urlaubsreise. Durch die Entspannung den Parasympathikus wird der körperlichen Zustand stabilisiert.

Wenn er weiß, dass die Krankheit unheilbar ist und er dies dem Patienten auch mitteilen muss, ist das auch für den Arzt eine schwierige Situation, doch in letzter Zeit scheint mir die Anzahl der fahrlässigen Ärzte zuzunehmen. Das liegt wohl daran, dass sie kein Interesse an unheilbaren Krankheiten haben und sich dann auch nicht schämen, lieblose Worte auszusprechen. Da die Maßnahmen grundsätzlich begrenzt sind, die ein Arzt angesichts einer Krankheit ergreifen kann – Operation, Medikamente, Bestrahlung –, kann man wohl nichts daran ändern. Da man da nichts machen kann, ist der Berufsstand der Ärzte, von dem alles verlangt wird, eigentlich arm dran.

Ich werde später noch genauer darauf eingehen, aber die unheilbaren Krankheiten sind mithilfe der modernen Medizin nicht heilbar, aber nur solange es noch kein Mittel dagegen gibt. In der Alternativmedizin trifft das überhaupt nicht zu. Ich kann zwar nicht mit Sicherheit behaupten, dass sie durch Alternativmedizin geheilt werden können, aber es gibt dort durchaus Methoden, um zu verhindern, dass der Patient ins tiefe Tal der Krankheit abstürzt, und auch, um ihn wieder auf den sicheren Grund und Boden der Gesundheit hinaufzuhieven.

Kapitel 4:

Missverständnisse über die Gesundheit

Zivilisationskrankheiten sind ein Symptom der fehlenden Selbstbeherrschung

Gesundheitspflege hängt von der Gesellschaft und der Wirtschaft ab

Aus dem Bewusstsein heraus, dass sie mit zunehmendem Alter auftreten, wurden früher die Zivilisationskrankheiten auf Japanisch „Erwachsenenkrankheiten" genannt, aber inzwischen hat man gemerkt, dass diese ihre Wurzeln in den Lebensgewohnheiten haben, und die Bezeichnung dementsprechend geändert. In den USA werden sie jedoch als „lifestyle disease" (Krankheiten, die von Lebensgewohnheiten abhängen) bezeichnet, und man ist sich bewusst, dass sie ihre Ursache in mangelnder Selbstkontrolle haben.

In den USA schließen nur diejenigen eine Krankenversicherung ab, die es sich leisten können, und je nach Tarif variiert auch der Eigenanteil. Im Falle eines Angestellten ist im Allgemeinen der Eigenanteil niedriger, je besser die Firma finanziell dasteht. Angestellte in kleinen und mittleren Unternehmen zahlen in der Regel einen höheren Eigenanteil, es gibt sogar Unterschiede je nach Position. Verliert man seine Stelle und braucht eine medizinische Behandlung, ohne eine Krankenversicherung zu haben, wird das extrem teuer. Es gab sogar Zeiten, in denen wegen Rezession die Arbeitslosenzahlen derart anstiegen, dass einer von drei Amerikanern keine Krankenversicherung hatte.

Da in diesem Land sowieso Eigenverantwortung großgeschrieben wird, kommt es nicht selten vor, dass man bei krankheitsbedingter Arbeitsunfähigkeit die Stelle verliert. Deshalb ist die tägliche Gesundheitsförderung bereits in das Arbeitsleben integriert. Wenn man nun eine Krankheit bekommt, die ihre Ursachen in den ungesunden Lebensgewohnheiten hat, zeigt dies, dass man nicht fähig war, sich selbst zu managen.

Selbst der Präsident, dessen Tagesablauf auf die Minute genau durchgeplant ist, joggt und trainiert in Begleitung seiner Leibwache und geht damit seinem Volk mit gutem Beispiel voran. Soweit ich feststellen konnte, gab es unter den Präsidenten der Vereinigten Staaten keinen fettleibigen. Wer vorher schon krank war, konnte auch nicht Präsident werden. Es beunruhigt mich aber, dass Präsident Obama nicht zu rauchen aufhören kann. Auf die Frage hin soll er gesagt haben „No, I can't" (Nein, kann ich nicht).

Wer nicht gesund ist, hat auch keine Chance auf eine Berufskarriere. Es wird argumentiert, dass jemand, der sich selbst nicht managen kann, auch nicht qualifiziert ist, Mitarbeiter zu führen. Aufgrund der finanziellen Notlage wird wohl bald auch in Japan der Ruf nach mehr Selbstmanagement laut werden.

Die Einstellung zu Gesundheit und Krankheit

Gesundheit ist, nicht krank zu werden

Gesundheit ist gleichbedeutend mit „nicht krank werden". Vielleicht denken Sie jetzt: „Das ist doch selbstverständlich!" Doch diese Selbstverständlichkeit bröckelt. Heutzutage leidet jeder Dritte an einer Allergie. Haben wir schon einmal so etwas erlebt? Wenn man ein Kind hat, das an einer schweren atopischen Dermatitis oder an Asthma leidet, beginnt man sich von den Dingen zu trennen, durch welche die Krankheit sich verschlimmert. Aber wenn schon jeder Fünfte an Heuschnupfen leidet, das im Anfangsstadium nur leichte Symptome zeigt, wird das als normal angesehen. Haben Sie es nicht auch schon aufgegeben und haken es als Begleiterscheinung des Frühlings ab? Ich würde mir wünschen, dass man nicht so einfach eine Krankheit akzeptiert, nur weil die Symptome lediglich leicht sind.

- **Umwelt**
  UV-Strahlung, Elektrosmog, Abgase, saurer Regen, Elektromagnetismus, chemische Substanzen in Baustoffen (sick house), Ansteckungskrankheiten durch krank machende Viren (Grippe etc.) usw.
- **Nahrung, Wasser**
  Einsatz von Agrarchemikalien, Chemikalienrückstände, chemische Behandlung der Ernte, die vielen Arten von synthetischen Zusatzstoffen, Transfette, gesunkener Nährwert des Gemüses, Zusatzstoffe im Tierfutter (Antibiotika und Melamin), BSE, teilweise das Trinkwasser usw.
- **Persönliche Probleme**
  Zigarettenkonsum, mangelnde Bewegung, einseitige Ernährung (einschließlich der Diäten), übermäßiger Stress usw.

Abb. 15: Faktoren, die die Gesundheit behindern

Ein leichter Heuschnupfen, eine mittelschwere Kollagenose oder ein schwerer Fall von Krebs – sie unterscheiden sich nur im Grad der Beeinträchtigung, sind aber doch alle Immunkrankheiten. Ist denn ein kleines Feuer in Ordnung, wenn dabei nicht gerade das ganze Haus abbrennt? Es gehört doch zum Alltagsleben dazu, dass man sich der Brandgefahr bewusst ist und aufpasst, dass kein Feuer ausbricht.

Was die Gesundheit gefährdet

Es ist ganz klar, dass die Gesundheit durch irgendetwas angegriffen wird, wenn man krank ist. Es kommt auf den Menschen an, ob der Angriff stark sein muss oder ob schon eine kleine Attacke reicht. Doch die Faktoren, die die Gesundheit schädigen, greifen unbemerkt ineinander und nagen an uns (Abb. 15).

Um der Verschmutzung der Atmosphäre, dem sauren Regen und den Abgasen zu entgehen, ziehen viele Japaner aufs Land, und wenn sie ihre neue Heimat auf den südlichen Inseln (Präfektur Okinawa) einrichten, ist es möglich, diesen Bedrohungen zu einem großen Teil zu entgehen. Auch der Einsatz von Agrarchemikalien ruft Umweltprobleme hervor, hat aber zusätzlich einen negativen Einfluss auf die Qualität unserer Nahrungsmittel. Wenn ich mir die Lebensmittel in meiner Umgebung ansehe, fällt mir auf, dass sie eng mit einer Vielzahl von künstlichen Dingen verwoben sind, die vermeidbar wären. Außerdem machen uns manche Dinge, die wir essen, unbemerkt krank. Und dann haben wir ja auch noch so unsere persönlichen Probleme, die es zu lösen gilt. Hierzu werde ich an anderer Stelle noch Genaueres sagen.

Die Klassifizierung der Krankheiten kann vereinfacht werden

Immunkraft und Regenerationsfähigkeit sind die Schlüssel zur Heilung

Blicken wir in ein medizinisches Buch, finden wir dort so viele Krankheitsbezeichnungen wie Sterne am Himmel. Die Krankheiten sind auch fein säuberlich auf die verschiedenen Sparten, wie innere Medizin, Chirurgie, Kinderheilkunde und Gynäkologie, verteilt; und dann findet man dort Informationen zur Epidemiologie, dem Alter der hauptsächlich betroffenen Personen, den Charakteristika der Krankheit, den mutmaßlichen Ursachen, die Erkennungsmerkmale, die notwendigen Untersuchungen und die Behandlungsmethoden aufgelistet. All das lernt man im Medizinstudium, aber es bringt gewisse Schwierigkeiten mit sich, eine Krankheit zu diagnostizieren, wenn sich die Symptome über verschiedene Bereiche erstrecken. Lange Zeit glaubte ich, dass Krankheiten tatsächlich so kompliziert sind.

Aber in letzter Zeit – das mag an meinem erweiterten Horizont liegen – bin ich zu dem Schluss gekommen, dass Krankheiten eigentlich ziemlich einfach sind. Schauen wir uns doch die folgende – wenngleich sehr vage – Klassifikation näher an:

1. Wenn kranke Zellen (Gene) nicht wieder repariert werden können: Krebs und andere bösartige Tumore
2. Eine Störung im System (Verdauungsstörungen): Zivilisationskrankheiten wie Bluthochdruck, Diabetes und hohe Blutfettwerte.
3. Geschwächtes Immunsystem: Erkältung, Grippe, Leberentzündung, Lungenentzündung, bösartige Tumore.
4. Störung des Immunsystems in Form einer Überreaktion: Allergien wie Heuschnupfen, Nesselausschlag, Asthma.
5. Störung des Immunsystems in Form von Angriffen auf eigene Zellen: Autoimmunkrankheiten[3]
6. Ansteckende, von Viren verursachte Krankheiten oder eine Autoimmunreaktion auf bestimmte eigene Nervenzellen (Lubitz): Schwere Nervenleiden wie Parkinson, ALS (Amyothrophe

3 Autoimmunkrankheiten: Ein intaktes Immunsystem unterscheidet zwischen den eigenen und fremden Zellen; es eliminiert die fremden Zellen aus dem Körper. Bei einer Autoimmunkrankheit werden jedoch körpereigene Zellen angegriffen. Je nachdem, welche Zellen zum Ziel des Angriffes werden, ändert sich der Name der Krankheit (mehr dazu später).

① Wenn die Zellen (Gene) nicht mehr repariert werden können 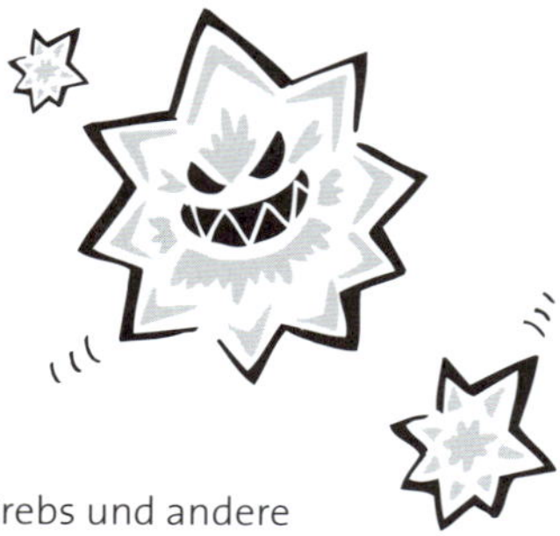 Krebs und andere bösartige Tumore	② Beeinträchtigungen der operativen Systeme (Störungen des Metabolismus) 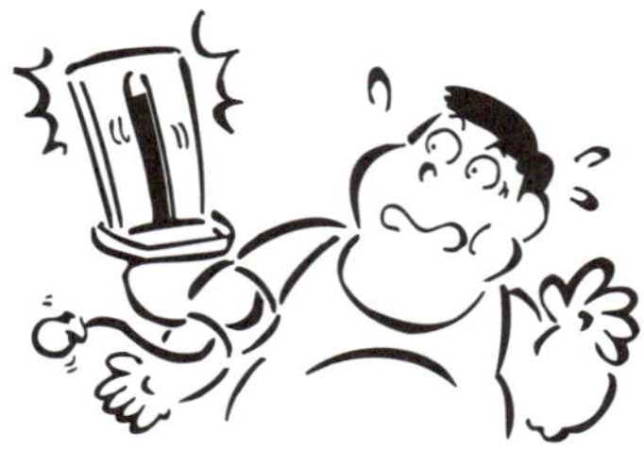 **Zivilisationskrankheiten wie z.B. Bluthochdruck, Diabetes und hoher Choesterinspiegel**
③ Verringerte Immunkraft 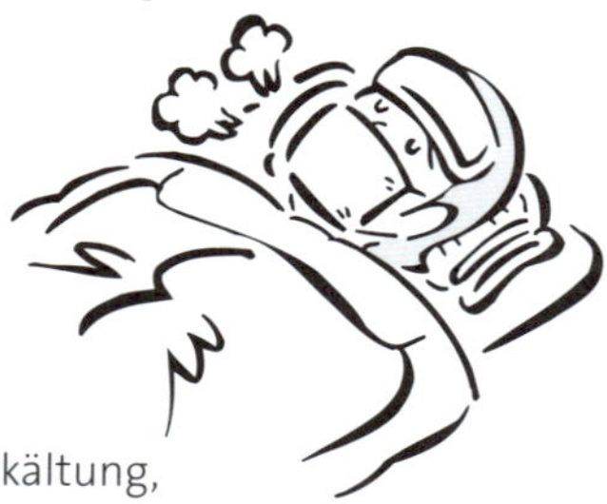 Erkältung, Grippe, Hepatitis, Lungenentzündung, bösartige Tumore	④ Störung des Immunsystems führen zu einer Überreaktion 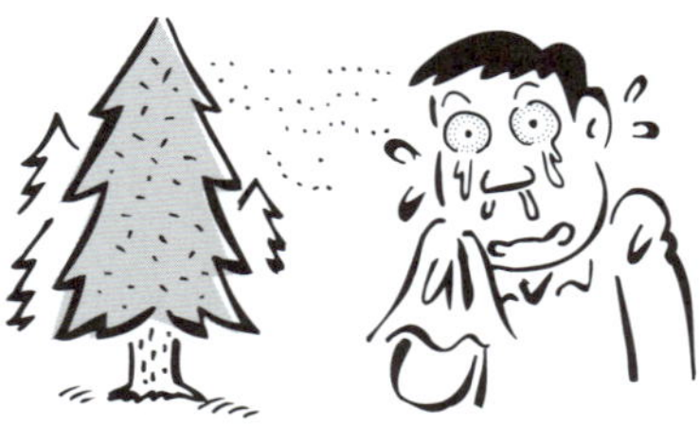 Allergien wie z.B. Heuschnupfen, Nesselausschlag, Asthma
⑤ Störung des Immunsystems führt zum Angriff auf eigene Zellen. 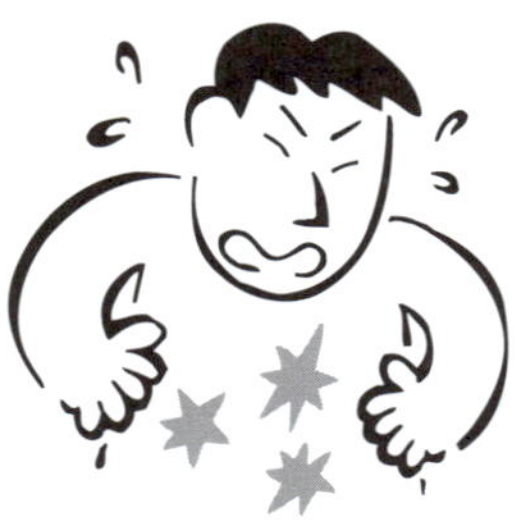 Autoimmunkrankheiten	⑥ Ansteckung mit einem Virus oder Autoimmunreaktion bestimmter Nervenzellen? 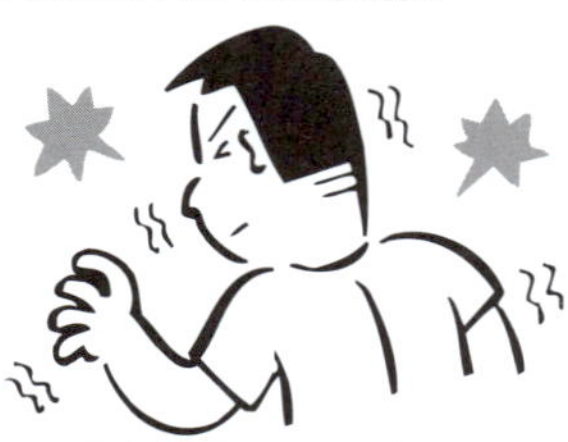 Schwere Erkrankungen des Nervensystems wie z.B. Parkinson oder ALS

Lateralsklerose), krankhafte Veränderungen am Rückenmark oder Kleinhirn.

Das ist doch schon viel übersichtlicher geworden. Dann kommt noch der Grad der Erkrankung dazu. Wenn man dabei weiterhin am Alltagsleben teilnehmen kann, handelt es sich um eine leichte Erkrankung; wenn sie Einschränkungen im Alltagsleben hervorruft, aber nicht das Leben an sich bedroht, ist es eine mittelschwere Krankheit, und lebensbedrohliche Krankheiten sind schwere Erkrankungen.

Die hier genannten Kategorien kann man auf die drei Schlagwörter reduzieren: Immunkraft, Verdauung und Reparatur. Das heißt, wenn wir uns ansehen, wie man diese Krankheiten behandeln sollte, könnten die meisten Krankheiten durch die Stärkung und Stabilisierung des Immunsystems, eine normale Verdauung sowie eine gestärkte Reparaturfähigkeit behandelt werden. Doch leider hat die moderne Medizin dafür keine Methoden.

In den nächsten Abschnitten schauen wir uns der Reihe nach an, was zu tun wäre.

Vor- und Nachteile der Gesundheitssendungen im Fernsehen

Was tun, wenn nur Unsicherheit verbreitet wird?

Es heißt, die drei magischen Zutaten für eine Spezialsendung mit hohen Einschaltquoten seien Gesundheit, Gourmet und Nostalgie. Diese Gesundheitssendungen sind das Übel. Für mich als Arzt stecken inhaltlich gesehen oft so übertriebene und falsche Interpretationen in den Sendungen, dass ich mir das gar nicht anschauen kann. Der Gedanke, dass ein Zuschauer ohne Sachkenntnis diese Aussagen für bare Münze nimmt, beunruhigt mich schon. In einer Sendung wurde einmal mit der Information Unsicherheit verbreitet, man könne an Verstopfung sterben, und wenn man bestimmt leichte Symptome habe, solle man sofort zum Arzt gehen, um sich untersuchen zu lassen. Ich habe auch schon selbst erlebt, dass nach der Nachricht über einen Hirnschlag bei einem berühmten Menschen ab dem folgenden Tag deutlich mehr Menschen zum Gehirnchirurgen gingen, um sich untersuchen zu lassen.

Mir wäre es als Arzt lieber, wenn in Fernsehsehsendungen den Bürgern nicht so oft von seltenen Ereignissen wie „das Ignorieren dieser leichten Symptome führte zum Tod" erzählt würde, sondern mehr allgemeines und richtiges Wissen; denn es ist das Recht eines jeden Bürgers, zum Arzt zu gehen und sich auf Kosten der Krankenkasse untersuchen zu lassen, wenn er ungewöhnliche Symptome verspürt. Aber ich wünschte, Sie könnten solche Sendungen eher als Unterhaltungsprogramm über Gesundheit genießen anstatt sich unnötig beunruhigen zu lassen.

Einseitige Informationen führen zu großen Unterschieden in den Fähigkeiten der Ärzte

Offenbar hatte auch die Sendung „Der Arzt mit der göttlichen Hand" sehr hohe Einschaltquoten, so dass sich im Nu daraus eine zwölfteilige Serie entwickelt hat. Niemand sieht sich das als reine Unterhaltung an, denn die Sendung will den Patienten wohl Licht am Ende des Tunnels zeigen. Auch in meinen Augen werden hier wunderbare Technologien gezeigt. Selbstverständlich möchte jeder, der sich einer Operation zu unterziehen hat, dass diese von einem fähigen Arzt durchgeführt wird, und natürlich gibt es bei diesen berühmten Ärzten dann einen Sturm von Anfragen (in Japan ist der Preis für die Operation der gleiche, egal wer sie durchführt). Der Gehirnchirurg, den ich im Fernsehen gesehen habe, wird dermaßen mit Bittbriefen überhäuft, dass er kaum noch zum Essen kommt.

Ich mache mir Sorgen, dass die Vorstellung dieser Ärzte vor dem allgemeinen Publikum Unterschiede zwischen den Fähigkeiten der Ärzte suggeriert. In dem Krankenhaus, in dem ich früher gearbeitet habe, bin ich schon vielen Patienten begegnet, die nach der Feststellung eines Gehirntumors, der operativ entfernt werden musste, lieber von einer „göttlichen Hand" operiert werden wollten und deshalb um ein Empfehlungsschreiben baten. Wenn das überall in Japan passiert, dann nimmt die Anzahl der Operationen dort ab, wo es keine „göttliche Hand" gibt, und es wird schwierig werden, dort junge Ärzte auszubilden. Auch als Assistenzärzte sind vor allem die Schüler der besten Ärzte gefragt, so dass die Unterschiede zwischen den Ärzten damit verstärkt würden. Für die Ausbildung eines Chirurgen sind nun einmal Anleitung, Studium und Erfahrung nötig. Aber wenn die Schüler hervorragender Ärzte viele Operationen durchführen und dadurch die Anzahl der Operationen in den allgemeinen Krankenhäusern zurückgehen würden, wäre auch der Mangel an Erfahrung ein Problem.

Es ist für den Patienten nicht gut, wenn er an einen schlechten Arzt gerät, so dass mir auch die Sendungen Sorgen bereiten, die eine extreme Konzentration auf bestimmte Ärzte begünstigen. Es ist auch schlecht, wenn man sich nicht von einer „göttlichen Hand" operieren lassen kann und sich dann mit einem Gefühl des Verzichtes in einem anderen Krankenhaus behandeln lassen muss. Es wäre viel besser, wenn die Institutionen und die Fähigkeiten der Ärzte im ganzen Land gleichmäßig verteilt wären. – Allerdings wäre es dann schwierig, Fernsehsendungen zu produzieren, die hauptsächlich auf hohe Einschaltquoten abzielen.

Jetzt ist es Zeit für eine Revolution des Krankheitsbewusstseins hin zur Prävention

Der erste Schritt zur Prävention heißt, die gesundheitsschädigenden Ursachen zu beseitigen

Ursprünglich gehörte das Fressen und Gefressenwerden zum Leben einfach dazu, aber der Mensch hat keinen natürlichen Fressfeind, sondern steht an der Spitze der Nahrungskette. Theoretisch sollte es deshalb auch möglich sein, dass alle Menschen gesund etwa 120 Jahre alt werden und an Altersschwäche sterben, wenn sie nur regelmäßig ihren Körper pflegten.

In der Anti-Aging-Medizin unterscheidet man das Altern und die Alterung. Die Alterung ist eine Veränderung, die jeden ohne Ausnahme gleichermaßen heimsucht, während das Altern als eine krankhafte Veränderung durch schädliche Einflüsse auf den Körper begriffen wird. Das heißt, wenn man lediglich die gesundheitsschädigenden Einflüsse durch eine veränderte Lebensweise vermeidet, würde dies vor Krankheiten schützen und Gesundheit und ein langes Leben bedeuten.

Statt der Behandlungskosten sollten die Präventionskosten gesteigert werden

Eigentlich ist es selbstverständlich: Nur das, was wir essen, allein unsere Nahrung bildet den Rohstoff für unser Fleisch und Blut. Das bedeutet, nur gute Rohstoffe führen zu einem starken Körper. Ist dieses Material von schlechter Qualität, kann daraus natürlich nur ein Körper in entsprechender Stärke entstehen.

Hier möchte ich Ihnen einen Satz vorstellen, den ein Amerikaner einem Bekannten von mir an den Kopf geworfen hat: „Ihr Japaner seid schon ein seltsames Volk: Ihr geht für teures Geld zum Check-up, um extra nach Krankheiten zu suchen, und wenn ihr dann krank geworden seid, gebt ihr Unsummen aus, aber ihr investiert fast gar nichts in Strategien, um gar nicht erst krank zu werden."

In Nahrungsmittel zu investieren kommt einer Versicherung für Krankheitsprävention gleich

Verehrte Leser, da wir nicht wissen, wann wir krank werden oder uns verletzen könnten, schließen wir für solche Fälle eine Kranken- und eine Unfallversicherung ab. Für den Fall, dass wir lange leben sollten, zahlen wir in eine Rentenversicherung ein und sparen. Das ist sicher auch sehr wichtig, aber können Sie nicht auch die Ausgaben für gute Nahrungsmittel und Gewürze als „Beitrag zu einer Präventionsversicherung" betrachten?

Aufgrund der Rezession wird der Lohn gekürzt, so dass es notwendig werden könnte, günstige Nahrungsmittel zu kaufen. Das ist zwar verständlich, aber gerade weil sie günstig sind, ist auch die Qualität entsprechend. Doch da man gerade dadurch Krankheiten provoziert und dann für die Behandlung tief in die Tasche greifen muss und sogar Gefahr läuft, eventuell den Arbeitsplatz zu verlieren, ist das ein Pokerspiel. Wenn beispielsweise ein Raucher, der täglich eine Packung Zigaretten raucht, das Rauchen aufgibt, spart er im Monat mindestens 150 Euro, die er in gute Nahrungsmittel investieren könnte.

Glauben Sie bloß nicht, dass Sie schon nicht krank werden! Und wenn Sie meinen, Sie könnten sich keine guten Nahrungsmittel leisten, könnten Sie ja versuchen, im eigenen Garten biologisches Gemüse selbst anzubauen.

Kapitel 5:

Ein krankheitsfördernder Lebensstil

Wie schädigt die Umwelt den Körper?

Je weiter wir uns von der Natur entfernen, desto ferner rückt auch die Gesundheit

Wie schon in Kapitel 2 ausgeführt, verbesserten sich nach dem Zweiten Weltkrieg (in Japan) die hygienischen Bedingungen, und die Anzahl der Todesfälle durch Ansteckungskrankheiten wie zum Beispiel Tuberkulose ist drastisch gesunken. Doch steigen seit Kriegsende plötzlich die Anzahl der Todesfälle durch die zu den Zivilisationskrankheiten zählenden drei wichtigsten Krankheiten (Krebs, Herz-Kreislauf-Erkrankungen, Hirngefäßerkrankungen) massiv an und machen derzeit schon 60 % aller Todesursachen aus.

Die gesellschaftlichen Tendenzen in dieser von starkem Wirtschaftswachstum geprägten Zeit, in der solche Krankheiten zunehmen konnten, sind durch den starken Konsum gekennzeichnet. Der wichtigste Energieträger ist das Erdöl, und auch Japan entwickelte sich in dieser Zeit zu einer Industrienation von Weltbedeutung. Auf der Suche nach dem Wohlstand verbreiteten sich die drei „göttlichen Haushaltsgeräte" – Fernseher, Kühlschrank und Waschmaschine – in Windeseile in alle Haushalte. Das Bruttosozialprodukt stieg so stark an, dass Japan weltweit an zweiter Stelle stand. Parallel dazu verschmutzten Industrie- und Haushaltsabwässer die Flüsse und das Meer, und in den Industriegebieten traten Schäden wie Asthma durch die Luftverschmutzung auf oder die Minamata-Krankheit durch die Umweltverschmutzung mit organischem Quecksilber. Diese Entwicklung hat sich inzwischen durch die Vergrößerung des Ozonloches zu vermehrter UV-Strahlung und der allgemeinen Erderwärmung durch Treibhausgase ausgeweitet.

Die fortgeschrittenen Länder, die bereits durch Massenproduktion und Massenkonsum in eine Wirtschaftsblase geraten sind, ziehen inzwischen auch China und Indien in diesen Sog. Im Ergebnis wird das eine verstärkte globale Ausweitung der Zerstörung von Atmosphäre, Flüssen und Wäldern sowie eine Zunahme von Krankheiten bedeuten.

Ich werde noch näher darauf eingehen, aber je weiter sich unser Lebensstil von der Natur entfernt, desto weiter werden wir uns von der Gesundheit entfernen.

Wie schadet uns eine über die Maßen hinaus wettbewerbsorientierte Gesellschaft

Mahlzeiten nach dem Kosten-Nutzen-Prinzip optimiert anstatt nach Nährwert

Da Japan ein kapitalistisches Land ist, ist es wohl selbstverständlich, dass der Markt nach dem Prinzip des Wettbewerbs funktioniert. Und weil der Umsatz steigt, wenn man seine Produkte günstiger als andere Firmen anbietet, strengt man sich an, billigere Produkte als die Wettbewerber zu entwickeln. Doch letztendlich wurde Japan dadurch in die Deflationsspirale getrieben. Durch den Einkauf in großen Mengen und die Verlagerung der Produktion in Länder, in denen die Personalkosten niedriger sind, werden die Kosten reduziert. Wenn dadurch die Ware einfach nur günstiger wird, wäre das ja in Ordnung, aber leider wird nun die Welt auch mit einer großen Menge an Waren in schlechter Qualität überschwemmt.

Wenn wir zum Beispiel in den Supermarkt gehen, kann man dort eine Portion Hamburger für 105 Yen (ca. 0,80 Euro) finden. Wenn dieser aus dem Hackfleisch von Matsuzaka-Rind bester Qualität und Satsuma-Schwein mit Zwiebeln aus biologischem Anbau sowie Ei vom japanischen Seidenhuhn von einem Drei-Sterne-Koch gefertigt worden wäre, könnte derselbe Hamburger leicht 10.000 Yen (ca. 80 Euor) kosten. Wie ist dann wohl die Qualität der Zutaten für den Hamburger zu 80 Eurocent?

Ich bin zwar kein Experte in Produktherstellung, aber wahrscheinlich würde ich zuerst daran denken, Abstriche bei der Qualität der Zutaten vorzunehmen und dafür Fleischabfälle verwenden, die sonst weggeworfen würden. Die dadurch erzielten Abstriche beim Geschmack kann man wohl problemlos mit chemischen Aromastoffen und Zusätzen wettmachen. Man könnte auch die Menge an Fleisch reduzieren und vom Tofu-Hersteller den Abfall beziehen, daruntermischen und den Hamburger dann als besonders „gesund" auszeichnen. Es ist schon beängstigend, wenn in einer Fernsehsendung der Präsident einer Lebensmittelfirma großspurig versichert, er esse niemals die Produkte seiner eigenen Firma.

Ich hatte es bereits erwähnt, aber wozu isst der Mensch eigentlich? Es geht nicht einfach nur darum, dass der Magen voll wird, sondern er braucht die Nährstoffe, um die Körperfunktionen aufrechtzuerhalten, d.h. das Körperinnere in Reaktion auf die sich verändernden äußerlichen Umstände auf einem bestimmten Niveau zu halten. Essgewohnheiten, die zur Aufnahme von minderwertigen Nahrungsmitteln führen, berauben den Menschen langsam, aber sicher seiner Gesundheit.

Leben unter Hochdruck ermüdet körperlich und seelisch

Des Weiteren treibt der scharfe Wettbewerb in einem gesättigten Markt den Menschen bis an den Rand der Erschöpfung. Stellenstreichungen bescheren dem Einzelnen eine höhere Arbeitsbelastung, und damit haben wir eine Welt geschaffen, in der es normal ist, mit gekürzten Gehältern und Boni Kinder großzuziehen und Kredite abzahlen zu müssen. Dabei steigen die Quoten, Misserfolg wird nicht geduldet, und keiner wagt es, sich eine rosige Zukunft auszumalen.

Diese Lebensumstände schädigen uns nicht nur körperlich, sondern auch seelisch; auch die Anzahl der Selbstmorde pro Jahr nimmt nicht ab: Seit 1998, dem Jahr, in dem es erstmals mehr als 30.000 Menschen waren, wird dieser traurige Rekord schon seit zwölf Jahren immer wieder gebrochen. Können wir denn nicht aus dieser verantwortungslosen wettbewerbs- und konsumorientierten Gesellschaft ausbrechen und eine Gesellschaft aufbauen, in der ein erfülltes Leben möglich ist? Ich werde noch auf die Auswirkungen von Stress auf den Körper zu sprechen kommen.

Schwache familiäre Bindungen schädigen den Körper

Allein zu essen lässt die Kommunikationsfähigkeiten verkümmern und raubt den Spaß am Essen

Eine Umfrage hat gezeigt, dass 90 % der Mütter auf die Ernährung ihrer Kinder im Kindergartenalter achten. Es kommt nicht selten vor, dass alle Familienmitglieder da sind und sich am Essenstisch versammeln, sie aber alle fernsehen und schweigend essen, die Essenszeiten verschoben sind oder jeder im eigenen Zimmer isst. Es kann ja sein, dass sogar die Kinder schon wegen des Besuchs von Nachhilfeschulen sehr beschäftigt sind. Eine Untersuchung des staatlichen Forschungsinstituts für Bildungspolitik aus dem Jahr 2003 hat ergeben, dass 20 % der Grundschüler und 42 % der Mittelschüler allein frühstücken. Etwa 75 % der Kinder essen ihr Abendessen nicht im Kreis der Familie.

Alleine die Mahlzeiten einzunehmen, beraubt die Kinder nicht nur der Gelegenheiten, ihre Kommunikationsfähigkeiten zu üben, sondern lässt sie gar nicht erfahren, wie schön das gemeinsame Essen sein kann. Das Gefühl von Spaß und der Genuss von leckerem Essen lassen den Körper das Gehirn aktivierende Dopamin und Glückshormone, Endorphine, ausschütten. Es wurde schon berichtet, dass Lachen allein die Immunkraft um 20 % stärkt, was besonders für die Kinder im Wachstum wichtig ist. In der Regel haben wir sowieso nur die Zeit bis zum Eintritt in die Mittelschule, um uns mit unseren Kindern zu unterhalten und Zeit mit ihnen zu verbringen. In der Mittelschule und Oberschule haben dann die Klubaktivitäten und Freunde Vorrang. Ich würde mir wünschen, dass Eltern diese Zeit mit ihren Kindern besser nutzen würden.

Es hat schon seinen Reiz, auch als Erwachsener zu grillen. Sogar billiges Fleisch und leicht angebranntes Gemüse schmecken dann besser als der übliche Curryreis. Es wurde auch festgestellt, dass der Grund dafür in der Ausschüttung von Orexine genannten Neuropeptiden im Gehirn liegt. Sie stehen im Zusammenhang mit dem Essen und vermitteln dem Menschen den Eindruck von „lecker“ (das Gehirn wird angeregt).

Eigentlich haben die Menschen lange Zeit das gemeinsame Essen als ein Mittel der Kommunikation gepflegt. Die Vorstellungen von einem trauten Familienkreis verbinden sich beispielsweise mit den Bildern aus dem berühmten japanischen Comic „Sazaesan“, in denen die Familie fröhlich essend um den Tisch sitzt. Auch bei einer Verabredung unter Verliebten ist ein gemeinsames Essen ein Klassiker, und bei den Klubaktivitäten gehört das gemeinsame Essen aus einem Topf als verbindendes Erlebnis mit dazu.

Ich nehme an, Sie haben verstanden, welch ungeahnt große Sünde das einsame Essen darstellt.

Eine lieblose Mahlzeit bereitet nur Stress und gefährdet die Gesundheit

Erinnern Sie sich doch einmal an Ihre werten Eltern. Sie hatten wahrscheinlich während der Schwangerschaft in Erwartung der Geburt den dicken Bauch gestreichelt und mit dem Kind geredet. Und in den letzten Wochen davor berührten sie wohl den sich bewegenden Bauch und mutmaßten: „Das ist wohl das Knie, oder?" und traten so in Kommunikation mit ihrem Kind. Später passten sie sicher auch mitten in der Nacht beim Erwärmen des Fläschchens auf, dass es nicht zu heiß war. Damals waren sie bestimmt von Liebe für das Kind erfüllt.

Ich glaube, auch Ihre Eltern waren sehr beschäftigt, aber sie sagten sicher nicht in dem Moment, als Sie endlich allein essen konnten: „So, ab jetzt kannst du allein essen!" Eine lieblose Mahlzeit bringt nur Stress und führt zu einem ungesunden Lebensstil.

Ich habe einmal das Wort „aufpassen" im Wörterbuch nachgeschlagen und da stand: „Beobachten und darauf achten, dass etwas oder jemand unbeschadet bleibt, oder vorsichtig den Fortgang beobachten". Das ist etwas anderes als „Nicht-Einmischung", bei der man nicht eingreift und den anderen tun lässt, was er will. Nichteinmischung ist erst dann angebracht, wenn ein junger Mensch selbst die wichtigen Dinge entscheiden kann. Bei einem Grundschüler kommt Nichteinmischung der Verletzung der elterlichen Aufsichtspflicht gleich.

Wenn kleine Kinder ihren Willen kundtun wollen, dann weinen oder quengeln sie erst einmal, aber wenn sie erkennen, dass sie damit nicht durchkommen, beginnen sie schweigend ihre Eltern zu beobachten und auf ihre Worte zu achten. Wir dürfen die Kinder aufgrund ihrer mangelnden Reife nicht für dumm halten. Auf diese Weise merken sie, wie sehr sie geliebt werden, und passen ihren Umgang mit den Eltern dementsprechend an.

Wenn die Kinder größer werden, kommen sie vielleicht gar nicht mehr zu den Eltern, hören nicht mehr auf sie, aber das ist ein Zeichen dafür, dass sie sich von ihren Eltern vernachlässigt fühlen.

Wie die Nahrungsmittelindustrie den Körper schädigt

Nur nicht auf das Image der Fertiggerichte hereinfallen!

Die drei wichtigsten Nährstoffe sind Kohlenhydrate, Eiweiße und Fette, aber wenn man noch die Vitamine und Mineralien hinzufügt, haben wir fünf Elemente, und nehmen wir noch die Ballaststoffe dazu, sind es sogar sechs. Jetzt hat man noch eine siebte Gruppe – die der Vitalstoffe – entdeckt.

Der Begriff der Vitalstoffe ist noch nicht so gut bekannt wie die anderen, aber es handelt sich hierbei zum Beispiel um das β-Karotin im Kürbis oder das Lykopin der Tomaten, die Flavonoide der Sojabohne, oder das Resveratrol in den roten Weintrauben, von denen Sie vielleicht schon einmal gehört haben.

Es ist durch die volle Entfaltung der Wirkung dieser Vitalstoffe bereits möglich, Nahrungsmittel herzustellen, die das Image haben, gesund zu sein. Durch Angaben wie „doppelte Menge am Ko-Enzym Q10 pro Tablette" oder „3-fache Menge an Flavonoiden" bekommt man den Eindruck, man könne davon gesund werden.

Es gibt auch milchartige Getränke, die die Knochen stärken sollen, doch hier ist auf die „Kombination" zu achten, so dass es auf die Zusammenstellung mit anderen Nahrungsmitteln ankommt. Tatsächlich fördert dies nur das Image der Nahrungsmittel, die dadurch gesund erscheinen sollen. Nirgendwo muss diese Wirkung bewiesen werden. Wenn auf diese Art und Weise die Ernährungswissenschaft im Mittelpunkt steht, wird Schlag auf Schlag eine Vielzahl an künstlichen Fertiggerichten kreiert, die wie Nahrung aussehen. Der menschliche Körper ist aber nicht so einfach konstruiert, dass man seine Gesundheit einfach solchen Vitalstoffen anvertrauen könnte.

Wie schädlich Desinfektion wirken kann

Das Paradox der Desinfektion

Desinfektion ist nach wie vor sehr beliebt. Viele Menschen haben inzwischen eine Abneigung gegen Bakterien entwickelt, aber es gibt nicht nur Bakterien, die für den Menschen schädlich sind.

Laufend wird zur „Desinfektion" aufgerufen, aber gleichzeitig isst man Joghurt, in dem Millionen von Milchsäurebakterien leben. In Japan gibt es eine Spezialität, das streng riechende und Fäden ziehende Natto, das voller gleichnamiger Bakterien ist, oder man bereitet aus von Schimmelpilzen übersätem, geräuchertem Bonito eine Brühe; man trinkt die aus schimmeligem Reis heraussickernde Flüssigkeit und wird betrunken, bereitet die berühmte japanische Misosuppe aus verschimmelten Sojabohnen zu. In Europa gibt es demgegenüber Schimmelkäse, in Deutschland auch noch Sauerkraut. Und auf unserer Haut leben eine Billion Bakterien, in unserem Darm sogar 100 Billionen.

Als die Firma TOTO früher die selbstdesinfizierende Toilette herstellte, hörten immer mehr Menschen auf, die Toilette ordentlich zu putzen. Weil es dadurch dort immer mehr an Hygiene mangelte, wurde das Produkt vom Markt genommen. Das menschliche Bewusstsein funktioniert schon recht seltsam: Es mag auch Menschen geben, die sich in der S-Bahn nicht an den Halteschlaufen festhalten, doch wenn man mit dem Finger über den Tisch streicht, hat man gleich mehrere 100 Millionen Bakterien daran.

Die Bakterien, die schon seit Milliarden von Jahren, lange vor dem Menschen, die Erde besiedeln, haben, gerade weil sie einen einfachen Aufbau aufweisen, die Fähigkeit erworben, sich leicht an die verschiedensten Umfelder anzupassen. Egal, wie viele Medikamente der Mensch auch entwickeln mag, sie können doch recht einfach Resistenzen entwickeln, wie der MRSA (Methicillin-resistenter Staphylococcus aureus) zeigt. Zufällig sind die EHEC-Bakterien (Enterohämorrhagische Escherichia coli) sogar unter Einbuße ihrer Lebensenergie in Anpassung an die verschlechternden Lebensbedingungen dazu übergegangen, Verotoxine zu produzieren. Es scheint, als ob diese Bakterien aufhören, diese Gifte zu produzieren, wenn man sie zurück in einen günstigeren Lebensraum versetzt.

Wir sollten also beachten: Je mehr der Mensch versucht, die Bakterien auszulöschen, desto mehr Bakterienstämme mit neuen Fähigkeiten entstehen. Des Weiteren begünstigt eine Desinfektion die Vermehrung von schädlichen Bakterien. Bedenken Sie also: Wenn man einmal angefangen hat, mit chemischen Mitteln die Bakterien zu vernichten, muss man damit immer weiterarbeiten, sonst erlaubt man den schädlichen Bakterien, sich ungehindert zu vermehren. Man müsste also eher die Ansiedlung förderlicher Bakterien als „sauber“ bezeichnen.

Im Darm leben bis zu 100 Billionen Bakterien

Ihr Darm wird auch „das zweite Gehirn“ genannt. Das liegt daran, dass sich dort etwa halb so viele Nervenzellen befinden wie im Gehirn selbst und der Darm eines der Organe ist, die vom vegetativen Nervensystem gesteuert werden, d.h. wir können ihn selbst nicht kontrollieren, weil er – wie unser Herz – ein eigenständiges Organ ist.

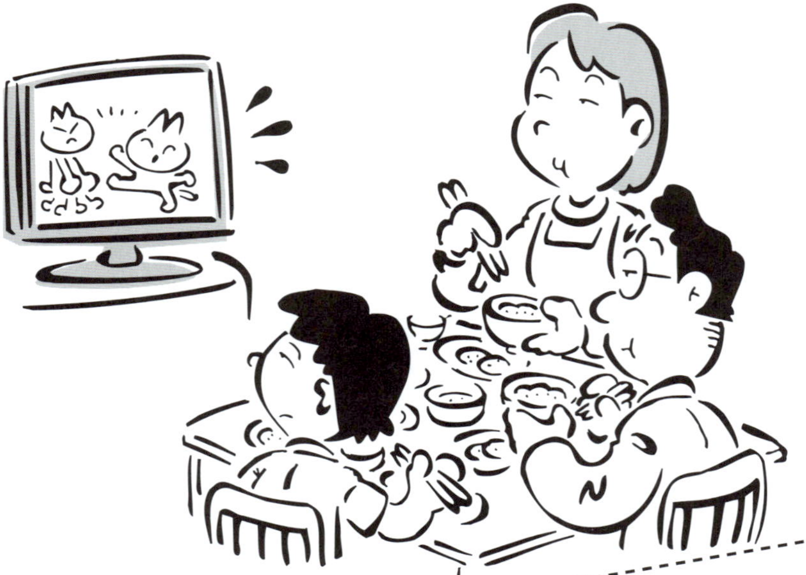

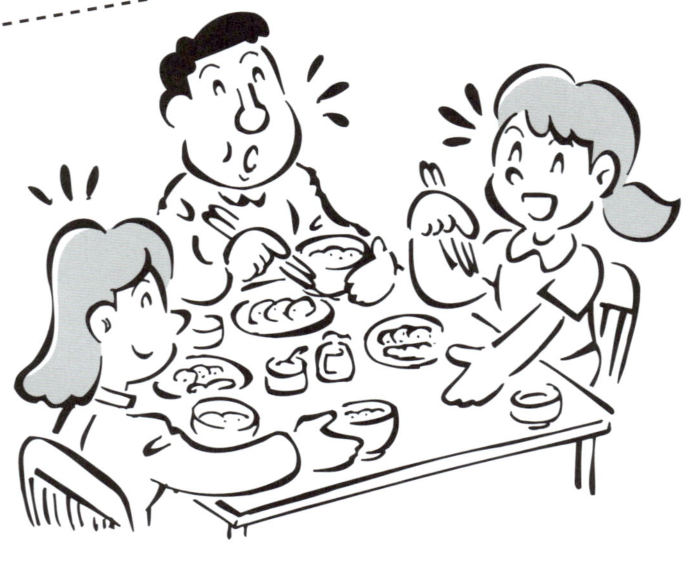

Dort leben sehr viele Bakterien in Harmonie miteinander. Ein Darm ist etwa sieben Meter lang, und wenn man ihn flach auslegen würde, hätte er die Fläche eines ganzen Tennisfeldes. Hier leben in Gruppen (getrennt nach Populationen) zwischen 400 und 1000 Arten, insgesamt wohl an die 100 Billionen einzelne Bakterien, die zusammen genommen etwa ein Kilogramm auf die Waage brächten. Es heißt, dass diese sogenannte Darmflora wie ein Blumenteppich aussieht. Diese Bakterienpopulationen können grob gesagt in drei Gruppen unterteilt werden: für den Menschen förderliche, gute Bakterien, für den Menschen schädliche, schlechte Bakterien und die opportunistischen Bakterien, zu denen sogar 70% der Populationen gehören. Ein Vertreter der guten Bakterien wäre zum Beispiel der Lactobacillus bifidus, ein Milchsäurebakterium. Wir sollten uns bewusst werden, dass wir dem Zusammenleben mit diesen Bakterien in vieler Hinsicht unsere Gesundheit zu verdanken haben und ihnen zu Dank und Respekt verpflichtet sind.

Hier eine Liste der Wohltaten, die wir den Bakterien verdanken:

1. Sie verdauen unsere Nahrung, zerkleinern sie weiter und bereiten sie für die Aufnahme über die Darmwände vor.
2. Da die Milchsäurebakterien Milchsäure ausscheiden, schaffen sie ein saures Klima im Darm und verhindern die Ausbreitung der ein basisches Klima bevorzugenden schädlichen Bakterien.
3. Sie aktivieren unsere Immunkraft. Sie steigern zum Beispiel die Aktivität des Immunstoffes Interferon, der Makrophagen, die Fremdkörper fressen, und der die Krebszellen attackierenden NK-Zellen.
4. Sie sorgen für die richtige Balance zwischen den eng mit der Immunkraft zusammenhängenden T-Zellen (es gibt davon viele verschiedene Arten), und reduzieren durch die Stabilisierung des Immunsystems die Gefahr von Allergien. Dies betrifft auch die Autoimmunerkrankungen.

5. Sie zerlegen schädliche Substanzen und machen sie unschädlich.
6. Sie stellen verschiedene B-Vitamine, Vitamin K und Enzyme sowie weibliche Hormone her.
7. Sie stellen den Neurotransmitter Serotonin her, der die Peristaltik des Darms fördert.

Ein Großteil der Bakterien sind Opportunisten, die weder gut noch schlecht sind, aber man hat herausgefunden, dass die guten Bakterien, wenn sie die Überhand gewinnen, eine Allianz mit den Opportunisten eingehen und gemeinsam die schlechten Bakterien in Schach halten. Wenn jedoch die schädlichen Bakterien dominieren, schlagen sich die Opportunisten auf deren Seite und wirken genau umgekehrt, so dass die guten Bakterien kaum fähig sind, die oben aufgezählten guten Taten für uns zu vollbringen.

Der einfachste Weg, gute Bakterien aufzunehmen, ist zum Beispiel lebende Milchsäurebakterien über Joghurt (Lactobacillus bifidus) oder Yakult (Kasein), oder über fermentierte Nahrungsmittel aufzunehmen. Für die Vermehrung der guten Bakterien eignet sich eine Kombination mit einem guten Honig, der reich an Oligosacchariden ist. Stress, Erschöpfung, Schlafmangel, Verstopfung (hängt auch mit einem Mangel an Ballaststoffen, Wasser und Bewegung zusammen), Antibiotika (töten die Bakterien ab), Fertiggerichte mit Konservierungsstoffen (wirken ähnlich wie Antibiotika), können leicht diese Bakterienpopulationen zerstören, so dass hier Vorsicht geboten ist.

Wie hängen die Mikroorganismen mit dem im Stuhl feststellbaren Gesundheitszustand zusammen?

Viele Menschen glauben, dass der Stuhl gänzlich aus den Resten unserer Nahrung besteht, doch tatsächlich sind drei Viertel des Stuhls lebende und abgestorbene Mikroorganismen sowie Darmschleimhaut, die sich abgelöst hat. Die Nahrungsreste machen nur ein Viertel davon aus. Deshalb kann man durch die Untersuchung des Stuhls die im Darm lebenden Mikroorganismen bestimmen.

Da sich die Anzahl der Bakterien erhöht, wenn sich die förderlichen Bakterien laufend teilen, entsteht auch mehr Stuhl. Weil dadurch der Darminhalt nun nicht mehr fault, sondern eher fermentiert, verströmt er auch immer weniger unangenehmen Duft, so dass selbst abgehende Winde gar nicht mehr so stinken. Ein idealer Stuhl ist hellgelb, schwimmt im Wasser, duftet leicht süßlich und ist so weich, dass er beim Herunterspülen zerbröselt. Natürlich war der Stuhlgang auch leicht.

Wenn aber umgekehrt die schädlichen Bakterien die Oberhand gewonnen haben, fault der Darminhalt und verströmt einen unangenehmen Geruch. Der Stuhl wird dunkelbraun, dick und fest und der Stuhlgang kann so schwierig werden, dass dabei der Darmausgang reißt. Es kann auch passieren, dass er zu hart ist, um heruntergespült zu werden. Wenn es im Darm zu viele schädliche Bakterien gibt, neigt man zu Verstopfung und es ist kein Wunder, wenn die Darmschleimhaut durch den fortgesetzten Kontakt mit Fäulnis Krebs entwickelt. Es heißt auch, dass die durch Verstopfung ausgelöste raue Haut durch die Resorption von Fäulnisstoffen bedingt ist.

Übrigens gibt es einige einfache Mittel gegen Verstopfung: Wasser trinken, Ballaststoffe essen, die Darmflora mit förderlichen Bakterien besiedeln, Bewegung und niemals den Stuhldrang unterdrücken.

Auf der Haut leben etwa eine Billion Bakterien

Während meiner Ausbildung zum Arzt wurden wir dazu angehalten, unsere Hände mit desinfizierenden Seifen zu schrubben, bis fast die Haut abging, doch in den letzten Jahren ist es allgemein bekannt geworden, dass es reicht, sich die Hände einfach nur zu waschen. Das geschah aber erst, nachdem man erkannt hatte, dass es keinen Sinn hat, sich die Hände derart gründlich zu waschen. Das tatsächliche Problem ist, dass – egal wie gründlich man sich auch die Hände desinfizieren mag – man nicht einmal eine einzige Stunde die Oberfläche keimfrei halten kann. Selbst in absolut luftdichten Gummihandschuhen für Operationen schwitzen die Hände bereits nach 30 Minuten stark, und aus den Poren dringen Hunderttausende von Bakterien auf die Hautoberfläche hinaus. Das heißt nicht, dass es in Ordnung ist, mit ungeschützten Händen eine Operation durchzuführen, doch es ist für die Haut nicht gut, wenn sie völlig keimfrei ist. Somit reichen sterile Handschuhe vollkommen aus.

Auch im Alltag braucht man sich die Hände nicht gründlich zu waschen. Es reicht völlig aus, einfach den Schmutz abzuwaschen. Die auf der Haut lebenden Bakterien wurden sogar in einer Episode eines populären japanischen Comic-Magazins vorgestellt: Auf der Haut leben ungefähr eine Billion Bakterien und die meisten davon sind nicht krankheitserregende Staphylokokken.

Sie denken sicher alle, dass die Haut leicht sauer ist, aber ursprünglich ist der menschliche Körper leicht basisch. Aus den Talgdrüsen dringt durch die Poren Talg auf die Hautoberfläche und bedeckt sie. Diesen Talg fressen die Bakterien und weil sie dann Milchsäure ausscheiden, ist die Hautoberfläche letztendlich leicht sauer. Es kommt also nicht davon, dass wir uns mit leicht saurem Duschgel waschen.

Deshalb ist es beim Baden so wichtig, die abgestorbenen Hautzellen ganz sanft abzuwaschen. Wenn wir mit einem Plastikschwamm heftig schrubben, kratzen wir damit unnötigerweise auch noch nicht abgestorbene Haut ab und verletzten uns so. Dabei verlieren wir auch die Bakterien und die Talgschicht, was den Zustand der Haut verschlechtert. Hören wir doch auf, unsere Haut so zu malträtieren. Wir sollten uns nicht nur um die Hautfeuchtigkeit im Gesicht sorgen, sondern für angemessene Feuchtigkeit am ganzen Körper sorgen.

Außerdem – das sieht allerdings nicht so schön aus – gibt es Männer mittleren Alters mit fettiger Haut im Gesicht, die das überschüssige Fett einfach mit dem Arm abwischen könnten, wo es auf der Haut recycelt werden könnte. Das ist auch sicherer und unterstützt die Feuchtigkeit, anstatt sich auf billige Kosmetika zu verlassen, und man schlägt gleich zwei Fliegen mit einer Klappe. Da auch ich hier manchmal gleich fünf bis sechs Blätter zum Entfetten des Gesichts benutzen müsste, was nicht gerade umweltschonend wäre, benutze ich einfach den Arm.

Wenn Sie also einen älteren Herrn sehen, der sich wie eine Katze mit dem Arm übers Gesicht fährt, dann denken Sie bitte nicht „Iiih!“, sondern üben Sie bitte Nachsicht, erinnern sich: „Ach, er recycelt nur Talg“ und bedenken ihn mit einem freundlichen Blick.

Bei atopischer Dermatitis ist die Talgausscheidung der Haut ungenügend und es können dort keine Bakterien leben

Die Haut von Patienten mit atopischer Dermatitis hat wenig Talg, ist also wie eine unbewohnbare Wüste für die Bakterien, die normalerweise dort leben. Man muss aufpassen, dass die Haut nicht aufplatzt, darf sich nicht zu viel mit Seife waschen, und muss dafür sorgen, dass die Haut feucht gehalten wird, damit sich dort Bakterien ansiedeln können.

Die oft von den Hautärzten verschriebene Salbe mit Steroiden sollten Sie nicht zu häufig verwenden. Zwar bessert sich der Zustand nach dem Einsatz von Steroiden (Hormone der Nebennierenrinde) drastisch, aber es kommt immer wieder zu Rückfällen. Mit jedem Rückfall werden stärkere Steroide verschrieben. Das bedeutet, man wird praktisch abhängig von der Salbe. Wenn man diesen Weg mit den entsprechenden Nebenwirkungen bis zum Ende geht, kann der Arzt zum Schluss nur noch sagen: „Jetzt kann ich nichts mehr machen!", und der Patient wird förmlich aus der Praxis geworfen.

Warum wird ein solches Medikament so ohne weiteres verschrieben? In der modernen Medizin haben wir nichts anderes, um die Symptome zu lindern, und es ist zur Gepflogenheit geworden, den Patienten, der gerade mit seinem Leiden vor dem Arzt sitzt, für den Augenblick zufrieden zu stellen. Ein Hautarzt, dem es nicht gelingt, die Symptome zu lindern, fürchtet um den Ruf seiner Praxis und tut deshalb sein Möglichstes.

Vorsicht vor zu vielen Bidet-Spülungen

Nun möchte ich auch ein Wort zu den speziell bei Frauen vorkommenden Bakterien sagen. Bitte kümmern Sie sich gut um die an der Scheidenschleimhaut lebenden Döderlein-Stäbchenbakterien. Genauso wie die auf unserer Haut lebenden Bakterien ernähren diese sich von der Schleimhaut und scheiden Milchsäure aus. Durch das leicht saure Umfeld mit einem pH-Wert von 4 bis 5 verhindern diese Mikroben das Eindringen und die Vermehrung von schädlichen Bakterien. Es sind wichtige Bakterien, die das Tor zur Gebärmutter bewachen, damit dort nur die Nachkommen produzierenden Spermien hindurchgelangen können.

Wenn man sich nun aus extrem starkem Reinheitsdrang zu oft und zu gründlich am Bidet wäscht und die Döderlein-Stäbchenbakterien herausgewaschen werden, wird das saure Milieu zerstört und die schädlichen Bakterien können sich vermehren. Es gibt immer mehr junge Frauen, die dadurch an einer Scheidenentzündung leiden. So ist auch ein Hang zu extremer Sauberkeit zu überdenken. Sie können getrost den Schutz vor schädlichen Mikroben den Milchsäurebakterien überlassen.

Bakterien sind notwendige Mikroorganismen, die das Leben des Menschen unterstützen

Machen wir uns noch einmal bewusst, dass die Mikroorganismen unser Leben von Grund auf unterstützen.

Für uns Menschen wären die Wälder voller toter Tiere, wenn es die abbauenden Bakterien nicht gäbe, und auch das Laub würde einfach so liegen bleiben. Das heißt, auch diese Bakterien sind notwendig.

Viele verschiedene Bakterienarten zerlegen in den Wäldern das Laub und die toten Tiere, der Regen wäscht die Substanzen in den Boden und die Erde wird mit Nährstoffen getränkt, wo sie den Pflanzen als Nahrung dienen. Diese Pflanzen werden dann von den Menschen und Tieren gegessen. Die Nährstoffe werden auch durch das Grundwasser und die Flüsse bis ins Meer getragen und gelangen über die maritime Nahrungskette zum Menschen. Wir sollten uns aufs Neue des positiven Kreislaufes auf der globalen Ebene bewusst werden. Nicht die Bakterien zu vernichten, sondern in jedem Einzelnen von uns ein Umfeld zu verwirklichen, in dem die förderlichen Bakterien gedeihen können, ist ein Beitrag zum Schutz der Erde sowie aller Tiere und Pflanzen.

Und ich wiederhole noch einmal: Unser Körper ist von innen durch die im Darm lebenden Bakterien und von außen durch die auf unserer Haut lebenden Bakterien bedeckt und durch diese geschützt.

Schäden durch Elektrosmog

Maßnahmen gegen Elektrosmog in Europa und Amerika

Elektrische Geräte haben sich durch den naturwissenschaftlichen Fortschritt in unser Leben eingenistet und wir können sie uns gar nicht mehr wegdenken. Doch von ihnen gehen elektromagnetische Schwingungen aus. Seit der Veröffentlichung eines Berichtes des schwedischen Karolinska-Institutes im Jahre 1992, laut dem die Wahrscheinlichkeit einer Erkrankung von Kindern an Leukämie um das 2,7-fache ansteigt, wenn die elektromagnetischen Strahlen im Umkreis von 300 Metern von einer Hochspannungsleitung zwei Milligauß übersteigt, bei mehr als drei Milligauß sogar um das 3,8-fache im Vergleich zu Orten ohne eine solche Strahlung, wird laut über Maßnahmen gegen Elektrosmog gesprochen. 2006 wurde von der WHO (Weltgesundheitsorganisation) ein Entwurf vorgelegt, der die Basis für die Regulierung bildet.

Im Zusammenhang mit Elektrosmog wurde neben einem erhöhten Risiko für Leukämie auch immer öfter über Fehlgeburten und Unfruchtbarkeit, Schlaflosigkeit, emotionale Instabilität und andere Gesundheitsschäden geklagt. In den westlichen Ländern, in denen Prävention großgeschrieben wird, ergriff man überall Maßnahmen. Da man besonders sensibel für Hörschäden und die Entstehung von Hirntumoren durch Handys ist, hat man hier strenge Maßnahmen ergriffen.

In Großbritannien ist der Besitz von Handys für Kinder und Jugendliche unter 16 Jahren untersagt, und man propagiert, möglichst die SMS-Funktion zu nutzen. In Frankreich ist es seit Januar 2009 verboten, auf Kinder unter zwölf Jahren zugeschnittene Werbung für Handys zu machen, der Verkauf an Kinder unter sechs Jahren ist untersagt, seit Mai 2009 ist der Gebrauch von Handys den Kinder unter zwölf Jahren an der Schule verboten, und Handys mit Telefon- und Internetfunktion dürfen nicht mehr an Kinder verkauft werden. Auch in Deutschland wird empfohlen, die Zeit, in der Kinder Handys benutzen, einzuschränken, und es ist gesetzlich verboten, eine Übertragungsbasisstation in der Nähe eines Parks, einer Schule, eines Kindergartens oder eines Krankenhauses zu bauen.

In Finnland gibt es eine Studie vom Januar 2009, die aufgedeckt hat, dass die Belastung mit elektromagnetischen Strahlen bei einem Kind, dessen Schädel noch nicht so weit entwickelt ist wie der eines Erwachsenen, doppelt so stark ist. Da man nicht ausschließen kann, dass dadurch Krebs hervorgerufen wird, dürfen Kinder nur die Messaging-Funktionen wie SMS nutzen und sollten sie doch einmal telefonieren müssen, sollten sie das Gerät mehrere Zentimeter vom Kopf entfernt halten. Den Eltern wird empfohlen, eine Sprechanlage zu nutzen und die Nutzungshäufigkeit einzuschränken. Doch wenn man in einer Gegend mit schlechtem Empfang Elektrowellen sucht, werden stärkere elektromagnetische Strahlen ausgesandt. Deshalb ist der Gebrauch in Autos und Zügen zum Beispiel untersagt, wo bereits starker Elektrosmog herrscht.

In den USA gibt es die ersten Bundesstaaten, in denen überlegt wird, ob der Hinweis auf die Gefahr von Gehirntumoren in der Gebrauchsanweisung zur Pflicht werden soll. Des Weiteren fürchtet man auch, dass eine ähnliche Gefahr von PCs und WLAN ausgeht.

In Japan ist es selbstverständlich, dass man dem Volk kein Bewusstsein für Gefahr vermittelt, sondern sich da nicht einmischt. Erst vor Kurzem hat es auf der südlichsten der Hauptinseln, Kyushu, die ersten Klagen auf eine Verlegung von Übertragungsbasisstationen gegeben.

Japan ignoriert den negativen Einfluss des Elektrosmog

Im globalen Vergleich ist Japan oft recht langsam, wenn es um die Ergreifung von Maßnahmen geht, nachdem die ersten Gesundheitsschäden aufgetreten sind. Viele der Handys, die in Japan im Einsatz sind, würden in den westlichen Ländern den gesetzlichen Wert des SAR-Sicherheitsstandards (Spezifische Absorptionsrate) nicht erreichen. Ehe man es sich versah, wurden unter den Hochspannungsleitungen ganze Straßenzüge mit Wohnhäusern erbaut und sogar Grundschüler benutzen Handys wie selbstverständlich zum Telefonieren. Wir sollten darauf achten, dass wir unser Handy nicht in die Hosentasche stecken oder sonst irgendwo nahe am Körper tragen. Und es ist auch besser, es beim Telefonieren nicht direkt ans Ohr zu halten.

Wenn unerklärliche Beeinträchtigungen Ihrer Konstitution oder Schlafstörungen sich nicht bessern wollen, könnten Sie ja einmal Folgendes überprüfen: Sehen Sie vom Fenster Ihres Schlafzimmers einen riesigen Transformator auf einem Übertragungspfosten? Gibt es vielleicht eine elektrische Leitung an der Außenseite der Wand hinter ihrem Kopfkissen? Steht neben Ihrer Wohnung eine Übertragungsstation oder ein Umspannwerk? Oder haben Sie elektrische Geräte und ein Handy auf dem Nachttisch? Sind Sie hier fündig geworden, dann sollten Sie die Position und Ausrichtung Ihres Bettes ändern.

Was meinen Sie? Hier setzt sich der Mensch auf der Suche nach Zweckmäßigkeit und Profit, ohne es zu bemerken, in verschiedenen Lebensbereichen unterschiedlichen schädlichen Einflüssen aus und schädigt seine Gesundheit. Ab dem nächsten Kapitel wende ich mich der Frage zu, wie man diesen Lebensstil verändern kann.

Kapitel 6:

Richtiges Essen führt zu einer Revolution des Lebensstils

Alternativen zur Unterstützung der Gesundheit

Schädliches entfernen oder Schäden ausmerzen?

Im vorhergehenden Kapitel habe ich über den schädlichen Lebensstil gesprochen, doch es gibt zwei Alternativen, um in der modernen Gesellschaft gesund zu leben.

Die eine lautet, fast die gesamten Errungenschaften der Zivilisation über Bord zu werfen, um alles aus unserem Leben zu entfernen, das die Gesundheit schädigt. Das bedeutet, so wie in der Genroku-Zeit (1688–1704) zu leben, die ernährungstechnisch als die gesündeste gilt, oder wie die Amish in den USA hauptsächlich von Agrarwirtschaft zu leben.

Die andere bedeutet, zwar die Schäden in Kauf zu nehmen, aber auch Methoden in unseren Lebensstil zu integrieren, mit denen diese Schäden ausgemerzt werden können. Da – wie Sie sicher bereits verstanden haben – die moderne Medizin keine einzige solche Methode bietet, werden andere Maßnahmen nötig. Meiner Meinung nach ist es notwendig, in unserem Alltag vor allem die Ernährung umzustellen. Deshalb will ich auch zuerst dieses Thema näher ausführen.

Die Krankheitsursachen liegen in der Nahrung

Eine schlechte Qualität der Nahrungsmittel schadet dem menschlichen Körper

Wir essen, um uns am Leben zu erhalten. Zuerst bekommen wir Hunger, dann verführen uns beim Essen der Anblick und der Duft des lecker aussehenden Gerichts. Die Nahrung wird verdaut und die Nährstoffe werden bis in alle Ecken des Körpers verteilt. Dann werden bestimmte Stoffe zur Energiequelle, andere werden zum Rohstoff der sich laufend erneuernden Zellen. Das können Muskelzellen sein, Zellen der Haut oder Schleimhaut, Knochen oder die verschiedenen Organe bildende Zellen, oder auch weiße Blutkörperchen oder andere Elementes unseres Blutes, oder Sauerstoff für den Metabolismus, verschiedene Botenstoffe (Neven-Peptide oder Hormone). Die Nährstoffe aus unserer Nahrung bilden also den Rohstoff für jede erdenkliche Zelle unseres Körpers.

Zunächst einmal ist doch klar: Wenn die Qualität dieses Rohstoffes schlecht ist, kann auch der Körper, der daraus entsteht, nicht von guter Qualität sein. Täglich werden kleine Verletzungen repariert, aber wenn die Qualität der Rohstoffe nicht stimmt, kommt der Körper mit der Reparatur kaum hinterher. Man schätzt, dass selbst bei einem gesunden Menschen täglich etwa 5000 neue Krebszellen entstehen; dass doch nicht jeder Krebs bekommt, liegt an der unterschiedlichen Balance zwischen Schaden und Reparatur. Zunächst drückt sich so ein Schaden gar nicht in Symptomen aus, aber allmählich häufen sich die Schäden und die ersten Symptome tauchen auf. Erst wenn die Schäden so stark sind, dass die Symptome auch stark genug sind, wird dies als Krankheit erkannt. Im Folgenden möchte ich Schritt für Schritt die Gründe für diesen Einfluss der Nahrungsqualität darlegen.

Nahrung von schlechter Qualität belastet den Körper unnötig

Nahrungsmitteln von schlechter Qualität mangelt es an Nährstoffen, der Mensch nimmt durch das Essen nicht genügend Nährstoffe auf. Zudem enthalten solche Nahrungsmittel oft hohe Dosen an Pestiziden und künstliche Zusatzstoffe. Je mehr von diesen Substanzen in unseren Körper gelangen, desto mehr muss er neben der Hauptaufgabe der Lebenserhaltung nun auch noch diese unnötigen chemischen Stoffe verarbeiten – wir muten ihm also im Ergebnis mehr und eigentlich unnötige Arbeit zu.

Es gibt viele Menschen, die in dem Glauben, dies sei gut für die Gesundheit, im Supermarkt vorgeputzten Salat kaufen. Haben Sie sich nicht schon einmal gefragt, warum so ein vorgeputzter Salat immer frisch und knackig wirkt, obwohl er, wenn Sie den Salat selbst zu Hause geputzt hätten, bis zum Ende der Mahlzeit schon ganz welk ist? Ist es vielleicht folgendermaßen? Nach der Wässerung diese Salats wurden die Schnittstellen auf irgendeine Weise versiegelt, damit das Wasser nicht mehr heraussickern kann.

Es gäbe noch Unmengen solcher Tatsachen aufzuzeigen, aber auch für die Dinge, die für den Körper unnütz sind, gilt, auch Kleinvieh macht Mist. Wir sollten also darauf achten, unserem Körper nur das zu geben, was ihm auch nutzt, damit er einwandfrei funktioniert.

In Japan werden besonders viele Pestizide eingesetzt

Sie denken sicher, gerade weil dieses Gemüse oder jener Reis in Japan angebaut wurde, sei es sicher. In Wahrheit gehört Japan im weltweiten Vergleich zu den Ländern, die besonders viele Pestizide einsetzen.

Diese Daten entstammen der Datenbank der OECD (Organisation für wirtschaftliche Zusammenarbeit und Entwicklung) mit Stand von 2004. Über China sind keine Details bekannt, aber bei einem Vergleich der Mengen an eingesetzten Pestiziden in den USA, Großbritannien, Frankreich, Deutschland, den Niederlanden, Italien, Südkorea und Japan belegt Japan den ersten Platz. (Abb. 16)

Im Vergleich mit den USA wird in Japan etwa die achtfache Menge ausgebracht. Bei der Recherche zu den im Jahr 2008 in die einzelnen Präfekturen Japans ausgelieferten Mengen an Pestiziden belegte die Präfektur Shizuoka den ersten Rang. Es ist anzunehmen,

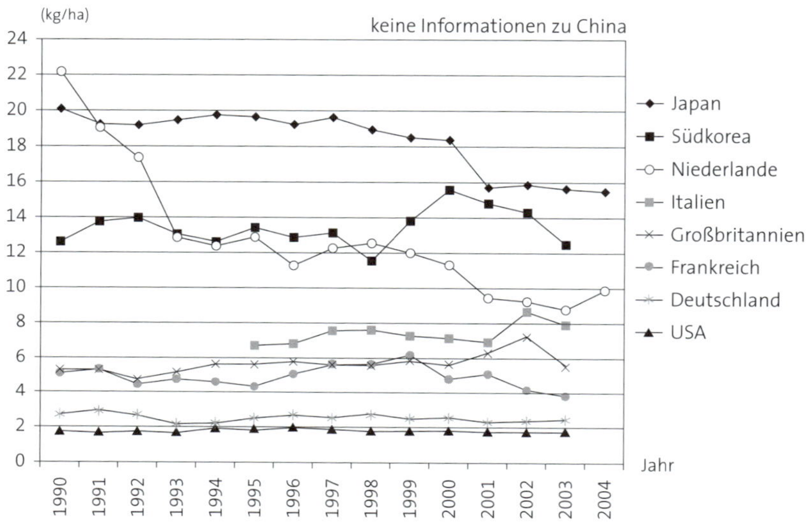

Abb. 16: Ländervergleich eingesetzter Pestizide
Aus: Illustrierte Datensammlung zum Zustand der Gesellschaft aus der Agrarwirtschaft-Datenbank der OECD

dass diese große Menge nötig ist, um die Insekten von den Teeblättern fernzuhalten. In Japan ist es üblich, den grünen Tee zuzubereiten, indem man die getrockneten Teeblätter in heißem Wasser ziehen lässt. Was geschieht dann wohl mit den Pestiziden?

Dabei erinnere ich mich an die vier Jahre, die ich in Numazu in der Präfektur Shizuoka lebte, wo es vor meiner Wohnung ein Feld von Teepflanzen gab. Davor stand ein Lautsprecher, aus dem immer wieder die Durchsage kam, dass nun Pestizide ausgebracht würden, man also die Wäsche hereinnehmen, die Fenster schließen und keine Kinder draußen spielen lassen solle.

Obwohl man weiß, dass sie schädlich sind …

Wir alle wissen, dass viele Bauern für ihren eigenen Gebrauch neben dem für den Verkauf bestimmten auch biologisches Obst und Gemüse anbauen. Sie wissen nämlich besser als jeder andere, dass Pestizide für den Menschen schädlich sind. Man kommt wohl nicht umhin, diese gängige Methode einzusetzen, mit Pestiziden belastetes Gemüse auszuliefern, obwohl man weiß, dass es schädlich ist, damit man einen guten Preis für die Ware bekommen kann. Ich habe gehört, dass die Bauern nicht den Mut haben, ganz auf biologische Produktion umzustellen und ihre Ware ausschließlich in der Region abzusetzen, da sie damit auch auf gesicherte Einnahmen verzichten müssten. Aber gerade weil es doch ums Leben geht, sollte das mit etwas Mut möglich sein.

In Nagoya haben junge Leute zwischen 20 und 30 Jahren eine Firma aufgebaut, als sie anfingen, den Überschuss ihres für den Eigenverbrauch produzierten biologischen Gemüses in der Nachbarschaft zu verkaufen. Selbst wenn das Gemüse nicht so perfekt aussieht, sind doch diese Produkte wegen ihrer Qualität und Sicherheit sehr beliebt, so dass man durchaus sehen kann, dass die Sicherheit der Lebensmittel tatsächlich erwünscht ist. Als der Verkauf gut lief, gab es auch Veränderungen im Bewusstsein der Bauern, und ich habe gehört, dass sich inzwischen die Anbaufläche von biologischem Gemüse dadurch vergrößert hat.

Da sehr viele Menschen solches Gemüse essen möchten, fände ich es wünschenswert, wenn in allen Regionen Japans solche kleinen „guten Kreisläufe“ entstünden.

Das Absorbieren einer großen Menge von den erstaunlichsten Zusatzstoffen in Nahrungsmitteln

Mit Zusatzstoffen werden Geschmack und Qualität übertüncht

Japan darf sich mit seinen 393 Arten von zugelassenen Zusatzstoffen (künstlichen Stoffen) mit dem zweifelhaften Ruhm schmücken, dreimal so viel wie in den USA (133 Arten), 12-mal so viel wie in Deutschland (32 Arten) und 18-mal so viel wie in Großbritannien (21 Arten) seinen Nahrungsmitteln zufügen zu dürfen (Abb. 17). Wie in der Grafik gezeigt, stieg die Anzahl bis 1964 sprunghaft an, was wohl daran liegt, dass man schnell noch Anträge gestellt hatte, bevor die Zulassung gesetzlich beschränkt wurde. Es bereitet mir auch Sorgen, dass seit Eintritt ins 21. Jahrhundert die Zahl weiterhin gestiegen ist.

Im Jahre 2009 wurden jährlich etwa 3,06 Millionen Tonnen dieser Zusatzstoffe ausgeliefert, was für jeden einzelnen Japaner jährlich etwa 25 Kilogramm ergibt. Sie werden sich sicherlich auch fragen, ob denn eine solche Menge so vieler Arten von Zusatzstoffen noch in Ordnung sein kann. Tatsächlich werden die Tests auf Sicherheit immer nur mit einer Art vorgenommen. Es scheint, als ob man gar nicht auf die Idee gekommen ist, Kombinationen zu testen, oder es ist einfach unmöglich, das alles zu testen, da es ja unendlich viele Kombinationsmöglichkeiten gibt.

Wenn wir uns die Frage stellen, warum überhaupt so viele Zusatzstoffe nötig sind, so liegt das daran, dass der Verbraucher billige Nahrungsmittel haben möchte, die leicht zu verarbeiten sind, schön aussehen, lange halten und dabei auch noch gut schmecken. In Kapitel 5 habe ich ja schon vom billigen Hamburger gesprochen, doch mit künstlichen Aromen und Zusatzstoffen wird dem Verbraucher Wohlgeschmack vorgegaukelt, und häufig wird noch mit irgendetwas

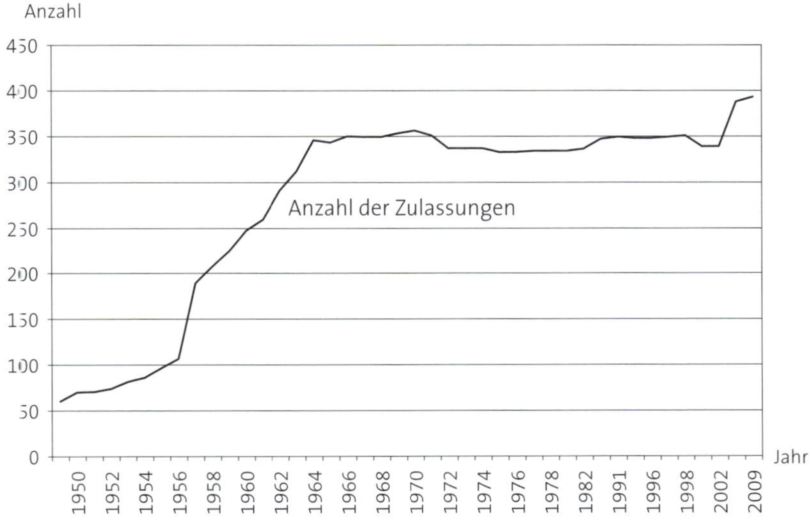

Abb. 17: Liste der zugelassenen Zusatzstoffe des Ministeriums für Arbeit und Soziales

die Menge gestreckt – und die Bürger begrüßen auch noch diese Entwicklung. Auch von den Krankenhäusern, wo eigentlich die Gesundheit der Kranken unterstützt werden sollte, lassen bereits mehr als 70 % – um Kosten zu sparen – die Mahlzeiten außer Haus zubereiten. Das bedeutet, die Mahlzeiten dort entsprechen in etwa dem Niveau eines einfachen Restaurants; für einen Diabetiker zum Beispiel hieße dies, eine Einheit mehr als normal spritzen zu müssen. Bei solchen Mahlzeiten sucht man vergeblich nach naturbelassenem Fisch oder Biogemüse.

Auch auf die Gefahr hin, dass ich mich wiederhole: Warum essen wir? Genügt es, wenn der Körper Kalorien bekommt? Genügt es, satt zu werden? Natürlich stirbt man nicht gleich, wenn man sich nur von Instantnudeln ernährt. Es ist ja auch möglich, am Tropf zu überleben, aber wenn man richtig isst, stehen die Chancen sehr viel besser, dass man wieder gesund wird. Die Nährlösung für den Tropf stellen Sie sich bitte so vor, dass es gerade so ausreicht, dass man nicht stirbt.

Da das Essen dazu da ist, dem Körper Rohstoffe zuzuführen, sollte man einen Krankenhausaufenthalt möglichst auf ein Minimum beschränken und lieber zu Hause gute Essgewohnheiten pflegen.

Der Dominoeffekt der Zivilisationskrankheiten

Die Ernährung sollte in jungen Jahren umgestellt werden

Hier geht es um den „Dominoeffekt des Stoffwechsels" (Abb. 18), den Professor Hiroshi Ito von der Keiô Universität gefunden hat: Sehen wir uns die unterste Reihe an, so finden wir dort Krankheiten aufgelistet, die niemand haben möchte: Herzversagen, Hirnschlag, Beinamputation, Verlust des Augenlichts usw. Daneben erscheint sogar Krebs wie eine Lappalie. Ganz am Anfang steht der Dominostein „Lebensgewohnheiten". Wenn dieser Stein bereits in jungen Jahren umfällt, kann es passieren, dass schon ein Jugendlicher eine solche Zivilisationskrankheit bekommt, und es ist zu bezweifeln, dass er oder sie bis zum 60. Geburtstag gesund bleiben wird.

Wie bereits in Kapitel 1 an den Ergebnissen der Untersuchung an Oberschülern gezeigt, nimmt die Anzahl der jungen Menschen zu, denen die Gefahr von Zivilisationskrankheiten droht. Wenn Sie hier nicht die Essgewohnheiten Ihrer Kinder verbessern, werden Kaffeekränzchen-Gespräche sich bald regelmäßig so anhören: „Huch! Mein Sohn hatte auch einen Hirninfarkt! Wie schrecklich, nicht wahr?" Es wird dann ganz normaler Alltag sein, dass Eltern ihre Kinder pflegen.

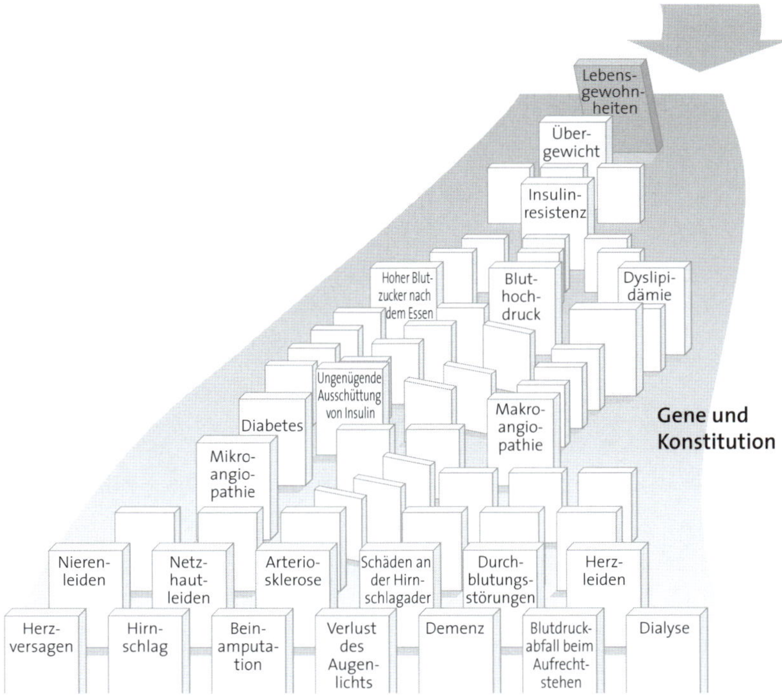

Abb. 18: Der Stoffwechsel-Domino-Effekt
(aufgestellt von Professor Hiroshi Ito von der Keiô-Universität, Tokyo)

In 280 ml eines Saftes stecken 30 g Zucker!?

Jetzt ist es an der Zeit, über Säfte zu sprechen. Wenn man sich eine kleine Plastikflasche mit 280 ml Apfelsaft ansieht, so steht da zu lesen, dass sie 120 kcal hat. Diese Kalorien kommen aus dem Fruchtsaft und flüssigem Zucker. Rechnet man das in Zucker um, so gilt 1 g = 4 kcal, wir haben hier also fast 30 g Zucker (Abb. 19). Wenn wir das in die Hand nehmen wollen, ist das ganz schön viel. Wenn Sie zu Hause Durst haben, würden Sie dann auf die Idee kommen, so viel Zucker in Wasser aufzulösen, bevor sie es trinken?

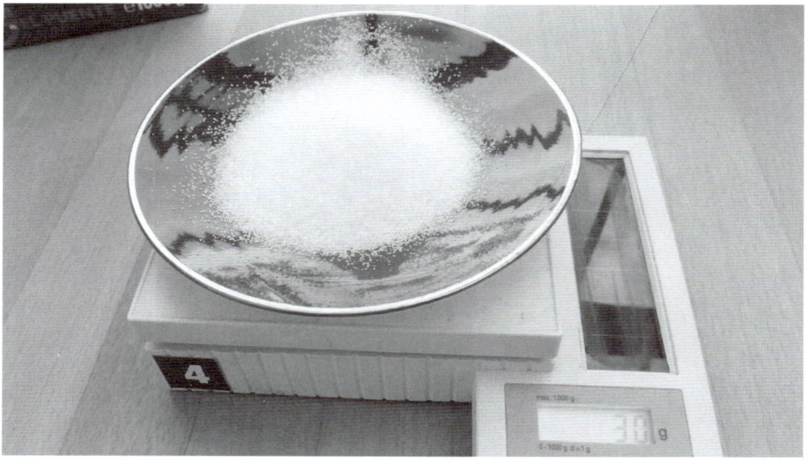

Abb. 19: Eine kleine Flasche Apfelsaft (280 ml) enthält 120 Kalorien = 30 g Zucker

Es gibt auch Produkte, auf denen „weniger als 3 % Fruchtsaft" steht. Aber probieren Sie doch einmal, 97 ml Wasser mit 3 ml Apfelsaft, also 3 % Saft zu trinken. Schmeckt das? Wahrscheinlich schmeckt es nach gar nichts oder sogar scheußlich. Um einem solchen Getränk einen Wohlgeschmack zu verleihen, gibt es unter den Zusatzstoffen Aromen und Säuerungsmittel. Was für eine tolle Technologie!

Die Erfrischungsgetränke ohne Fruchtsaft sind nichts anderes als Zuckerwasser. Normalerweise steht dann auf der Flasche „Flüssigzucker", der aber durch verschiedene chemische Prozesse aus Maisstärke hergestellt wird. Er ist nicht nur sehr billig, sondern ergibt auch eine sehr milde Süße, so dass dieser Stoff sehr häufig eingesetzt wird. Da der Blutzucker sehr schnell in die Höhe schießt, wenn man ein solches Getränk in einem Zug austrinkt, belastet das die Bauchspeicheldrüse stark. Trinkt man täglich solche Getränke, entwickelt man eine immer stärkere Insulinresistenz (die Sensibilität für das zuckersenkende Insulin sinkt, und es wird laufend zu viel Insulin ausgeschüttet). Man ist auf dem besten Weg, Diabetes zu bekommen.

Weil der flüssige Zucker noch schneller ins Blut geht als der normale, steigt der Blutzuckerspiegel noch schneller an.

Dass man in jungen Jahren gar nicht so einfach Diabetes bekommen kann, liegt einzig und allein daran, dass das metabolische System so gut funktioniert und das irgendwie in den Griff bekommt. (Ein Teil der Schüler in Abb. 5 [siehe Seite 28] kann das nicht mehr in den Griff bekommen.) In der Anti-Aging-Medizin hat man herausgefunden, dass mit steigender Abhängigkeit vom Insulin die Alterung fortschreitet. Nur weil es heißt, dass ein Boxer mit jedem Schlag, den er einstecken muss, stärker wird, bedeutet das aber nicht, dass wir alle ungeschützt wie ein Comic-Held bereit sein sollten, mehr als nötig Schläge einzustecken. Wir müssen uns auch vor Augen führen, dass sich mit zunehmendem Alter die Fähigkeit unseres Körpers, damit umzugehen, verändert und unsere Essgewohnheiten sich auch dementsprechend anpassen sollten.

Von der Bedeutung der Nahrungsmittel – die Jahreszeiten zu missachten macht krank

Saisonale Lebensmittel haben einen hohen Nährwert und schmecken gut

Sie werden mir sicher von ganzem Herzen zustimmen, wenn ich behaupte, dass Lebensmittel der Saison gut schmecken. Die Macht der Saison liegt darin, dass diese Lebensmittel die Energie der Jahreszeit so weit wie möglich aufgesogen haben, bis sie zur Reife kamen. Das ist ein lebender Organismus voller Nährstoffe. Somit bekommt man aus saisonalen Produkten auch aus kleinen Mengen sehr viele Nährstoffe. Das wird vielleicht für einige von Ihnen eine Selbstverständlichkeit sein.

Ich habe aber einmal von einem Bauern gehört, dass man eine im Winter unter hohem Aufwand gezogene Tomate bei weitem nicht mit einer im Sommer ohne viel Aufwand gewachsenen in puncto Nährstoffgehalt als auch Geschmack vergleichen kann. Das merkt man sofort am Geschmack. Als ich weiterforschte, kam heraus, dass eine Wintertomate nur etwa ein Siebtel des Nährstoffgehaltes einer Sommertomate besitzt. Das heißt, um die Nährstoffe einer einzigen Sommertomate auch im Winter zu erhalten, müsste man schon sieben Wintertomaten essen. So stark ist die Kraft des saisonalen Gemüses. Bitte machen Sie sich bewusst, dass saisonale Nahrungsmittel nicht einfach nur besser schmecken, sondern durch ihren hohen Gehalt an Nährstoffen auch wirtschaftlicher sind.

Ich habe es schon einmal erwähnt, aber selbst wenn das Gemüse, das gerade nicht Saison hat, genauso aussehen mag, ist es doch arm an Nährstoffen. Will man mit so wenigen Nährstoffen seinen Körper fit halten, ist es kein Wunder, wenn es mit der Fitness auch nicht weit her ist. Es wäre also durchaus förderlich für die Gesundheit, wenn man sich das Wissen über saisonales Gemüse aneignen würde. Sollte es tatsächlich ein nährstoffreiches Lebensmittel auch außerhalb der Saison geben, ist das vielleicht doch irgendwie auf chemische Weise behandelt. Wir sollten schon im Geschäft anhand der Zutatenliste überprüfen, warum es lecker schmeckt.

Überangebot an Fertiggerichten

Eine Mischung von Nährstoffen reicht nicht zum Gesundbleiben

Man kann zwar behaupten, dass die Funktionsweise des menschlichen Körpers im Großen und Ganzen geklärt ist, aber es gibt viele Aspekte, die man noch nicht ganz versteht; man kann hier durchaus von einem Mikrokosmos sprechen. Deshalb sollten Sie auch verstehen, dass man nicht so einfach gesund wird, indem man diesen Mikrokosmos mit Nährstoffen füttert.

Der Gesundheitsboom ist weit davon entfernt, abzuebben, und in so manchem Geschäft werden viele Produkte angeboten, die auf den ersten Blick gesund erscheinen. In Kapitel 5 habe ich bei den Vitalstoffen bereits darüber geschrieben, aber wenn man sich zum Beispiel die Inhaltsstoffe einer für die Knochen angeblich gesunden, verarbeiteten Milch ansieht, findet man beigemischte Mineralien, Vitamine, Aminoglukose etc. Das Fünffache der herkömmlichen Menge von Polyphenol oder die Beimischung von Vitamin C in der zehnfachen Menge einer Zitrone – was in naturbelassenen Lebensmitteln unmöglich ist, macht die „Beimischung" für die Konzerne zum Zauberstab – eine sehr praktische Methode. Lassen Sie sich von dieser Propaganda nicht verwirren.

Industriell bearbeitete Nahrungsmittel und naturbelassene Lebensmittel schmecken ganz unterschiedlich

Bei vielen von uns ist die Zunge (das Gehirn) bereits durch die chemischen Stoffe um den wahren Geschmack betrogen worden. Wir sollten es uns zur Gewohnheit machen, vor dem Kauf die Zutatenliste zu überprüfen.

Derzeit kostet es noch viel Zeit, Lebensmittel ohne künstliche Aromen (Aminosäure etc.) zu suchen. Bei Fertiggerichten, Retortennahrung oder auch Gebäck sind sie fast immer enthalten. Es hat mich sehr gewundert, dass sie auch in der abgepackten Brühe enthalten waren, die ich mir zu Hause zubereitete. Das ist nämlich eines der Gewürze, mit denen ein Wohlgeschmack erzeugt wird. Der Wohlgeschmack entsteht durch das Fermentieren von Seetang, getrockneten Bonitoflocken und anderen Nahrungsmitteln. Dies ist tief in der japanischen Esskultur verwurzelt und schmeckt den Japanern am besten. Man hat es aber chemisch aufgeschlüsselt und dann künstlich etwas Ähnliches hergestellt.

Da immer mehr Menschen eine Abneigung gegen chemische Aromastoffe haben, sind nun Protein-Hydrolysate aufgetaucht, um diese zu ersetzen. Auf den ersten Blick merkt man nicht, was das eigentlich ist, aber für die Herstellung werden Tofuabfälle mit Chlorwasserstoff behandelt und das Eiweiß so zerlegt, als ob es durch Magensäure verdaut worden sei. Doch anders als bei der Verdauung entstehen bei der chemischen Behandlung viele Arten von Chlorverbindungen als Nebenprodukte. Ein Teil dieser Chlorverbindungen steht unter Verdacht, Krebs auszulösen, und es bleibt dem Hersteller überlassen, ob er diese Substanzen entfernt oder nicht. Auch wenn es jetzt Produkte ohne chemische Aromastoffe gibt, kann man doch noch nicht beruhigt aufatmen, da derselbe Effekt auch mit Protein-Hydrolysaten erreicht werden kann.

In fast allen Instant-Nudelgerichten sind sowohl diese künstliche Aromen (Aminosäure etc.) als auch Protein-Hydrolysate enthalten. Da diese Substanzen praktisch in fast allen Lunchpaketen, weiterverarbeiteten Nahrungsmitteln, fertigen Kuchenprodukten bis hin zu Würzmitteln enthalten sind, dürften so gut wie alle Japaner sich an diesen Geschmack gewöhnt haben. Eines Tages hatten wir unserem Sohn ein mit chinesischem Chili-Öl (Rayu), das wir absichtlich ohne Aromastoffe gekauft hatten, gewürztes Gericht zu essen gegeben und er beschwerte sich, dass es fade schmeckte. Das hat uns doch ziemlich schockiert.

Auf diese Weise wachsen immer mehr Kinder auf, ohne den echten Geschmack der Speisen zu kennen. Damit ihre Produkte nicht fade schmecken, setzen die Konzerne ihren Produkten diese Stoffe weiterhin zu, obwohl sie von der schädlichen Wirkung wissen. Meiner Meinung nach sollten Erwachsene sich bemühen, Kindern zu helfen, den echten Geschmack naturbelassener Nahrung zu erleben.

Künstliche Vitamine sind zwar ähnlich, aber nicht das Gleiche wie die natürlichen

Es gibt viele praktische Produkte, wie die Vitamin-Drinks gegen Müdigkeit oder Kollagen-Drinks gegen raue Haut.

Wenn da einfach nur Vitamin xy steht, handelt es sich um künstliche Vitamine. Zwar mögen manche behaupten, es sei doch egal, ob künstlich oder natürlich – beides sei doch zum Beispiel Vitamin C, aber in Wirklichkeit gibt es da große Unterschiede. Jetzt muss ich leider auf Fachvokabular zurückgreifen: Natürliche Stoffe sind meist cis-Stoffe, während die künstlichen meist in Form von trans-Stoffen daherkommen, also chemisch eine andere Form aufweisen. Manche nennen natürliche Stoffe auch aktiv, künstliche dagegen inaktiv. Mit einfachen Worten gesagt, ist das ein Unterschied wie zwischen der rechten und der linken Hand, die auf den ersten Blick ähnlich, aber doch anders sind. Es ist so, als stecke man den Schlüssel zwar ins Schlüsselloch, kann ihn aber nicht umdrehen.

Wenn nun transförmige Stoffe in den Körper gelangen, werden sie einfach wieder ausgeschieden, da sie nicht aufgenommen können, obwohl wir sie doch gerade zu diesem Zweck eingenommen haben. Vielleicht haben Sie selbst schon einmal die Erfahrung gemacht, dass nach der Einnahme eines Vitaminpräparates ihr Urin nach Vitaminen gerochen hat. Die Vitamine wurden wieder ausgeschieden, da der Körper sie nicht nutzen kann. Dem Körper einen Stoff zuzuführen, den er doch nur wieder ausscheidet, bedeutet, ihn unnötig zu belasten.

Wenn Sie aber Mandarinen essen, bis Ihre Hände ganz orange sind, wird meiner Erfahrung nach Ihr Urin trotzdem nicht so nach

Vitamin C riechen wie nach der Einnahme eines Vitaminpräparats. Das liegt daran, dass der Körper diese Vitamine aufnimmt. Deshalb erkläre ich meinen Patienten immer wieder, dass es viel besser ist, eine halbe Zitrone auszudrücken und den Saft zu trinken als zwei Flaschen eines Vitamingetränks.

Wenn Sie sich nach einem Vitamingetränk erfrischt fühlen, so liegt das übrigens an dem Kaffein darin, das Ihnen diese Wirkung vorgaukelt. Kaffein kann sogar süchtig machen, so dass hier Vorsicht geboten ist.

Nahrungsmittel	Proteinwert	Aminosäurenwert
Hühnerei (ganz)	100	100
Milch (Rohmilch)	85	100
Rossmakrele (roh)	78	100
Lachs (roh)	78	100
Kleine Miesmuschel	66	81
Japanische Körbchenmuschel	95	95
Hühnerbrustfleisch	84	100
Grober Tofu	67	82
Sojabohnen	56	86
Spinat	41	50
Tomaten	51	48
Geschälter Reis	81	65
Weizenmehl	56	44

Abb. 20: Proteinwerte und Aminosäurenwerte

Es ist nicht erwiesen, dass Kollagen als Ergänzungsmittel im Körper integriert wird

Hier möchte ich Ihnen auch nicht vorenthalten, was ein Ernährungsberater über das in letzter Zeit so beliebte Kollagen herausgefunden hat.

Kollagen besteht hauptsächlich aus den folgenden vier Aminosäuren: 33 % Glycin, 20 % Hydroxiprolin, 20 % Prolin und 10 % Alanin; alle gehören zu den nichtessentiellen Aminosäuren.

Weil sie im Körper synthetisiert werden können, müssen sie nicht in großen Mengen von außen zugeführt werden. Überschüssiges mag zu einem gewissen Grad gespeichert werden, aber ein Übermaß wird anderweitig verwendet oder ausgeschieden. Das bedeutet, dass eingenommenes Kollagen im Darm in die vier Aminosäuren zerlegt und absorbiert wird, aber es ist nicht gewährleistet, dass es auch in die Haut oder Knorpel gelangt.

Stattdessen wäre es sinnvoller, möglichst viele Nahrungsmittel aus der Tabelle (Abb. 20) auszuwählen, die im Aminosäuren-Rating 100 Punkte erzielen, d.h. die eine ideale Balance der essentiellen Aminosäuren aufweisen.

Es gibt auch Menschen, die meinen, Milch sei ungesund wegen der andersgearteten Eiweiße, doch alle Eiweiße, die wir essen, sind andersartig.

Das Problem mit der Milch ist, dass sie durch den hohen Fettanteil viele Kalorien hat (was für das Wachstum des Kalbes nötig ist). Außerdem ist es wegen Laktoseintoleranz möglich, dass im Laufe des Wachstums die Enzyme zur Aufspaltung von Milchzucker immer weniger werden und es für den menschlichen Körper immer schwieriger wird, diesen aufzuspalten, obwohl er auch in großen Mengen in der Muttermilch enthalten ist. Das ist aber kein Problem, solange man nach dem Genuss von Milch keinen Durchfall bekommt.

Was sind „verrücktes“ Fett und Transfette?

Trans-Fettsäuren in der Nahrung verursachen Krankheiten

Der Minister für Verbraucherangelegenheiten in Japan verkündete am 1. Dezember 2009 eine Prüfung, ob die Angabe von Transfetten den Herstellern zur Pflicht gemacht werden sollen. Hier geht es um einen schwer verständlichen Begriff, den sicher viele Leser noch nicht einmal gehört oder gesehen haben. Endlich entsteht hier aber ein Problembewusstsein, denn in Japan werden bisher nur pflanzliche Fette ausgewiesen.

In den USA und Europa werden Transfette für verschiedene Krankheiten verantwortlich gemacht, worauf ich später noch eingehen möchte. Sie werden auch „verrücktes Fett“ oder „essbares Plastik“ genannt. Klassische Produkte aus diesen Transfetten sind Margarine und Streichfett. Bei dem aus der Margarine weiterentwickelten Backfett ist der Anteil der Transfette mehr als doppelt so hoch.

Durch den Einsatz dieser Transfette bleibt das Brot immer schön weich, wird sogar gummiartig, sie machen Gebäck noch knuspriger und verlängern die Haltbarkeit auf mehr als ein Jahr. Man kann sogar erleben, dass einmal geöffnete Kekspackungen gar keine Feuchtigkeit ziehen (in Japan bei der hohen Luftfeuchtigkeit ein allgemeines Phänomen, A. d. Ü.). Warum sie diesen Zustand wohl halten können? Weil sie sich in furchtbares Plastikessen verwandelt haben, an das sich nicht einmal Insekten wagen, und worauf auch kein Schimmel wächst.

Ich habe einmal in einem Kiosk ein süßes Teilchen gekauft, nur zur Hälfte gegessen und den Rest wieder in die Tüte zurückgesteckt, dann aber liegengelassen. Dann vergaß ich es ganz und gar. Als ich mich etwa zwei Monate später daran erinnerte und es aus dem Küchenschrank holte, war das Stückchen immer noch so appetitlich anzusehen, dass es jemand sicher gern geschenkt angenommen hätte. Ich empfehle den LeserInnen, die lieber Margarine als Butter essen, diese Geschichte zum Anlass zu nehmen, ihre Einstellung zu überdenken.

Lassen Sie mich noch hinzufügen, dass diese weiße Flüssigkeit, die man in den Kaffee schüttet, häufig auch ein Produkt voller Transfette ist, so dass ich Ihnen auch hier zur Vorsicht rate. Das ist gar keine Milch und schmeckt auch nicht danach, oder? Das ist nichts anderes als eine Flüssigkeit aus Fett, die durch einen Emulgator milchig-weiß wurde und der ein Duftaroma zugesetzt ist!

Vorsicht auch beim Frittieröl

Wenn man Öl erhitzt, oxidiert es. Benutzt man altes Öl weitere drei- oder viermal zum Frittieren, entstehen Transfette. Isst man auswärts, kann es passieren, dass man Frittiertes zu sich nimmt, das in einem Öl gebacken wurde, von dem man nicht weiß, wie frisch es war.

Man weiß auch nicht, welches Fett für das Backen von süßen Stücken oder Retortenmahlzeiten verwendet wird, die über einen langen Zeitraum hinweg haltbar sind. Da man auch bei steril verpackten Mahlzeiten nicht verhindern kann, dass die Qualität der Fette sich mit der Zeit verschlechtert, ist es auch hier sicherer, diese Speisen so bald wie möglich zu essen und nicht bis kurz vor Ende des Haltbarkeitsdatums zu warten.

Frittiertes ist nicht nur zu fettig, sondern es enthält auch zu viel Omega-6-Linolsäuren und Transfettsäuren. Daher sollte man bei Kindern mit Allergien besonders mit Fastfood und verpacktem Gebäck vorsichtig sein. Darauf werde ich später noch einmal zurückkommen.

Transfette verändern die Zellwände

Gelangen diese Transfette in unseren Körper, werden sie in die Zellwände eingebaut, was zu Problemen führt. Ich habe ja schon erwähnt, dass die cis-Formen und trans-Formen sich in der Form unterscheiden. Problematisch ist eben, das die Zellwände der eng aneinanderliegenden Zellen teilweise mit anders geformtem Material gebaut werden.

Nehmen wir ein Beispiel, um das Phänomen vielleicht besser zu verstehen: Das ist so, als gerate beim Bauen einer Ziegelwand ein runder Stein dazwischen. Dann wird die Wand nicht dicht. Wie bei dieser Wand, wo die Wärmedämmung nicht funktioniert und sie auch keinen völligen Schutz vor Regen und Wind bietet, erfüllt in

Verschlechterung der Immunfunktionen	stark zu bezweifeln
Häufige Erkältungen, Auslösen von verschiedenen Krebsarten und bösartigen Lymphomen, Morbus Crohn (viele Geschwüre im Dünndarm)	ziemlich große Wahrscheinlichkeit
Heuschnupfen, atopische Dermatitis	große Wahrscheinlichkeit (in den USA so gut wie bewiesen)
Zunahme des LDL-Cholesterin (schlechtes Cholesterin) und Abnahme des HDL-Cholesterins (gutes Cholesterin)	so gut wie bewiesen
Arteriosklerose (Herzleiden)	so gut wie bewiesen (Hirnschlag etc.)
Verschlimmerung der Diabetes	ziemlich große Wahrscheinlichkeit
Anderes: chronische Gelenkentzündung, Gallensteine, Demenz u.a.	möglich

Abb. 21: Zusammenhänge zwischen den Transfetten im Zusammenspiel mit anderen Ursachen und Krankheiten

unserem Fall die Zellwand mit Transfetten nicht mehr perfekt ihre Aufgabe. Nun können Sie sicher auch verstehen, dass die Qualität eines menschlichen Körpers, der aus solchen Zellen zusammengesetzt ist, auch nicht mehr die beste ist.

In Abb. 21 zeige ich, wie die Zusammenhänge zwischen Transfetten und bestimmten Krankheiten in der ganzen Welt erfasst werden. Krebs, Allergien und Morbus Crohn hängen eng mit Unregelmäßigkeiten im Immunsystem zusammen, Herzkrankheiten und Hirnschlag mit fortschreitender Arteriosklerose. Auch das können wir wohl als ein von chemisch hergestellten, künstlichen Nahrungsmitteln ausgelöstes Problem ansehen.

Transfette sind bereits weltweit reguliert

Schauen wir uns einmal an, wie weltweit mit Transfetten umgegangen wird (Abb. 22). Selbst die WHO (Weltgesundheitsorganisation) hat im Jahr 2003 die Empfehlung herausgegeben, die tägliche Einnahme von Transfetten auf weniger als 1 % des Energieverbrauches zu beschränken. Die wichtigsten Industrieländer haben bereits die Angabe auf der Verpackung zur Pflicht gemacht und schränken die Anwendung ein. Allerdings macht die Angabe keinen Sinn, wenn sie nicht mit der Verbreitung von Information über die Schädigung der Gesundheit durch Transfette einhergehen. Vergleichen wir den Umgang mit Transfetten weltweit, so kann man zusammenfassen: In Europa werden sie beargwöhnt und ihr Einsatz ist eingeschränkt; in den USA wird die entsprechende Information verbreitet und der Rest liegt in der Eigenverantwortung; in Japan hat man, nachdem eine Vielzahl von Gesundheitsschäden bekannt wurden, verkündet, man würde überprüfen, ob Einschränkungen notwendig seien. Wie lange hat es gedauert, bis der Einsatz von Asbest beschränkt wurde? Wie lange hat es gedauert, bis eine Infizierung mit Aids oder

Nahrungsmittel	Proteinwert
WHO (2003)	Beschränkung der Einnahme auf weniger als 1% des Tagesenergieverbrauchs
USA (2006)	Angabepflicht (bei weniger als 0,5 g pro Portion, Angabe von 0 g möglich) – In New York besteht für Restaurants eine Angabepflicht auf allen Speisekarten
Kanada (2003)	Angabepflicht (bei weniger als 0,2 g pro Portion, Angabe von 0 g möglich)
Deutschland	Beschränkung der Beimischung: Deutschland war das erste Land, das auf die Gefahr aufmerksam machte. Der Auslöser dafür waren die Zusammenhänge mit Morbus Crohn.
Niederlande	Verkaufsverbot für Produkte, die Transfette enthalten
Dänemark (2004)	Beimischung auf 2% beschränkt
Finnland	Beschränkungen eingeführt
Großbritannien (2006)	Die wichtigsten Ladenketten haben den Verkauf solcher Produkte eingestellt.
Australien (1996)	Forderung der Einstellung des Gebrauchs von Transfetten in Fastfood-Restaurants
Südkorea	Angabepflicht auf den Produkten (Verbot des Einsatzes bei Schulessen)
Japan (2004)	Keine Beschränkung (das Ministerium für Arbeit und Soziales hat ein Unbedenklichkeitszertifikat vergeben). Es ist nicht ersichtlich, ob Transfette in den Angaben zu pflanzlichen Fetten enthalten sind.

Abb. 22: Umgang mit Transfetten

Hepatitis durch Bluttransfusionen anerkannt wurden? Da es in Japan noch immer viel zu laxe Beschränkungen gibt, ist es schwierig, die eigene Gesundheit erfolgreich zu verteidigen, solange Sie sich nicht selbst informieren und geeignete Maßnahmen ergreifen.

Fette und Öle, die Entzündungskrankheiten hervorrufen

Gute und schlechte Fettsäuren

Dies ist eine wichtige Sache, die zwar ein wenig kompliziert ist, aber ich werde es in einfachen Worten erklären. Fette werden in der Ernährung kritisch betrachtet, aber es gibt dabei sowohl für den Körper gute als auch schädliche Fette. Fettsäuren werden aufgrund ihrer Struktur grob in drei Gruppen unterteilt: die Omega-3-, Omega-6- und Omega-9-Fette.

Zu den Omega-3-Fetten zählen beispielsweise die α-Linolensäuren oder die reichlich in Fischen mit weißem Fleisch wie Hering oder Makrele enthaltene EPA (Eicosapentaensäure), die, mit einfachen Worten ausgedrückt, im Körper Entzündungen hemmen und das Blut flüssig halten. Fette der Omega-6 Gruppe dagegen begünstigen Entzündungen und machen das Blut dickflüssig. Bekannte Vertreter der Omega-6-Fette sind die Linolsäure und die Arachidonsäure. Es heißt, dass es einen Zusammenhang zwischen fortgeschrittenen Entzündungsprozessen mit Krebs, allen möglichen Allergien sowie Arteriosklerose und dem Entstehen von Depressionen gibt. Das dürfte wirklich stimmen, denn Medikamente wie Steroide, entzündungshemmende Mittel, Medikamente gegen Allergien und ein Teil der Antidepressiva verhindern zum Teil die Zersetzung dieser Fette (Abb. 23).

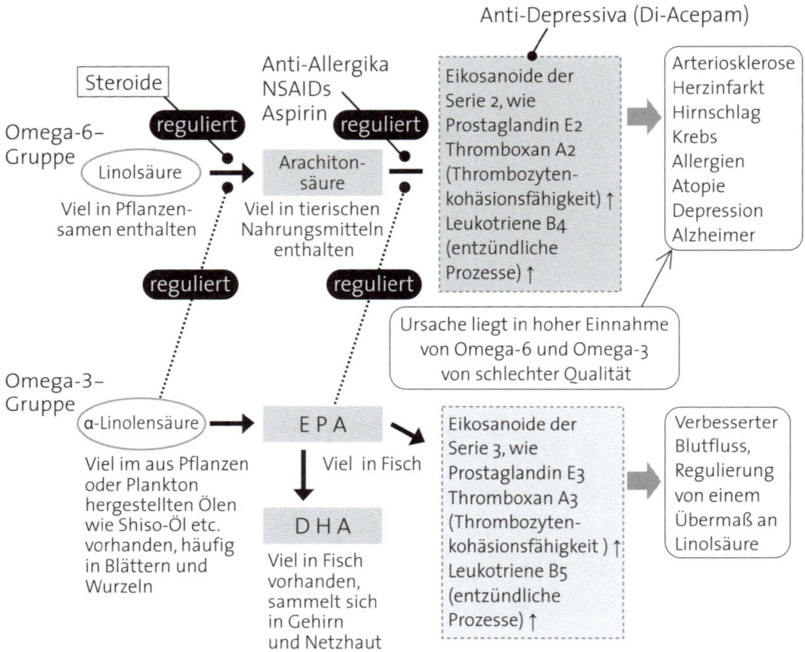

Abbildung 23: Die Zersetzung von Fetten

Olein-Säure ist eine Omega-9-Fettsäure, die hauptsächlich in Olivenöl und Kamelienöl enthalten ist. Sie verträgt Hitze gut, hat eine antioxidative Wirkung und reduziert das sogenannte „schlechte" Cholesterin, während sie „gutes" Cholesterin vermehrt.

Gefahren der raffinierten und synthetischen Stoffe

Ist Ihr Körper Natur pur?

Ihr Körper, liebe Leserin, lieber Leser, ist keine Kreuzung aus Lebewesen und Maschine und auch kein Cyborg (Mischwesen aus lebendigem Organismus und Maschine). Wir fügen doch dem Motorenöl auch kein Sesamöl hinzu, sondern benutzen ein zu 100 % synthetisches Öl, damit keine Verschmutzungen in den Motor gelangen. Aber ganz im Gegenteil dazu es ist ganz normal, dass unserem zu 100 % aus natürlichen Rohstoffen bestehenden Körper verunreinigte Nahrungsmittel zugeführt werden!

In den fünf Millionen Jahren der Menschheitsgeschichte sollte eigentlich das System der Verwendung von natürlichen Lebensmitteln in der DNA fest verankert sein. Erst vor etwa 100 Jahren hat man begonnen, denaturierte Nahrungsmittel dem Körper zuzumuten.

Je mehr die Nahrungsmittel chemisch verarbeitet werden, desto mehr unterscheiden sie sich von den natürlichen Lebensmitteln. Hat man sich erst einmal darauf eingelassen, entstehen als Nebenprodukte die verschiedensten synthetischen Stoffe (einschließlich solcher, die Krebs verursachen), die es bei natürlichen Lebensmitteln nicht gibt, es kommt immer mehr zu Unverträglichkeiten und die Organe werden immer mehr belastet. Und je höher die Belastung wird, desto mehr muss der Körper seine ureigenen Funktionen vernachlässigen.

Ein klassisches Produkt dieser Art war ein Kokusnussöl, das 1999 in Japan als Speiseöl auf den Markt kam. Da es stark chemisch bearbeitet war und dadurch krebserregende Nebenprodukte entstanden, gab der Hersteller sogar seine Lizenz für gesunde Nahrungsmittel wieder zurück und nahm das Produkt Ende 2009 vom Markt. Dieses Speiseöl wies mehr als 5 % Transfette auf. Anscheinend ist das Produkt nach Einführung eines Prozesses zur Entfernung dieser krebserregenden Stoffe wieder auf den Markt gekommen, aber ich frage mich, ob dies das einzige schädliche Nebenprodukt darin ist.

Je reiner und konzentrierter ein Stoff, desto mehr belastet er den Körper

Der Mensch ist ein Lebewesen mit einem großen Appetit. Da der Naturreis stark nach Reiskleie riecht und recht hart ist, wurde im Streben nach Wohlgeschmack der geschälte Reis zum Hauptnahrungsmittel (in Japan). Dadurch werden nun die Ballaststoffe (das sechste Element der Nährstoffe) weggeworfen und die Spelzen, reich an Vitaminen (das vierte Element der Nährstoffe) und Mineralien (das fünfte Element der Nährstoffe), werden abgelöst; so entsteht der geschälte Reis.

Auf die gleiche Weise werden aus dem Rohzucker, der aus dem Zuckerrohr gewonnen wird, Vitamine und Mineralien entfernt und weißer Zucker hergestellt (Kristallzucker weist eine noch höhere Reinheit auf). Es gibt auch raffiniertes Salz, für dessen Herstellung die Spurenelemente, die im Meerwasser noch enthalten sind, entfernt werden, so dass nur noch Natriumchlorid übrigbleibt.

Machen Sie sich bewusst, dass unser Körper eigentlich nicht dafür ausgelegt ist, hochreine Stoffe zu verarbeiten. Wenn auf einen Schlag viele solcher hochreinen Stoffe aufgenommen werden, muss die Verarbeitung aufgeteilt werden. Was das bedeutet, möchte ich an einem Bild veranschaulichen: Wenn in ein Restaurant, in dem normalerweise täglich 50 Gäste essen, plötzlich 300 Gäste erscheinen, müssen sowohl die Köche als auch das Bedienungspersonal schnell umherspringen und machen womöglich dann auch Fehler bei ihrer Arbeit. Und dann ist plötzlich das Mittagsmenü ausverkauft, und die restlichen Gäste müssen nach Hause geschickt werden.

Genauso ist das beim menschlichen Körper: Es ist schwierig, sich auf eine so plötzliche Veränderung einzustellen. Wichtig ist, dass Veränderungen langsam und ungezielt vonstattengehen.

Medikamente als Vertreter von hochreinen und hochkonzentrierten Stoffen

Die Medikamente, die viele von Ihnen einnehmen, sind ebenfalls Beispiele für besondere Substanzen in hoher Reinheit. Man hat die von Ureinwohnern in ihrer Lebensweisheit eingesetzten Kräuter gesammelt, die wirksamen Substanzen isoliert, raffiniert und synthetisch hergestellt, um sie als Medikamente in aller Welt zu vertreiben. Heutzutage kann man bereits aus den chemischen Formeln von Substanzen, von denen man die medizinische Wirkung kennt, am Computer ein Medikament entwerfen.

Ich werde oft von meinen Patienten gefragt: „Welche Nebenwirkungen hat dieses Medikament?“ Ich habe noch nie einen Beipackzettel gesehen, auf dem überhaupt keine Nebenwirkungen erwähnt sind. Jedes Medikament hat Nebenwirkungen, wenn auch unterschiedlich starke. Es ist eine ganz normale Entwicklung, dass auch die Substanzen, die als Kräuter keine Probleme verursacht hatten, in hochreiner Form konzentriert den Körper belasten.

Außerdem entsteht aktivierter Sauerstoff, wenn eine einzelne Substanz in großen Mengen in den Körper gelangt. Die Stoffe, die eingenommen werden, um diesen aktiven Sauerstoff unschädlich zu machen, produzieren ebenfalls aktiven Sauerstoff, so dass hier Ursache und Wirkung vertauscht werden. Deshalb rate ich Ihnen, keinesfalls zu denken, es sei besser, so viele Medikamente wie nur möglich zu bekommen, besser überlegen Sie sich, wie sie auf ein absolut notwendiges Minimum beschränkt werden können.

Schädliche Reduktion des Salzkonsums

Es ist eine Lüge, dass geringer Salzkonsum für den Körper gut sei

In der ganzen Welt wird nach reduziertem Salzkonsum gerufen, und natürlich propagieren auch die Ärzte dies. Früher hegte auch ich keine Zweifel daran, sondern riet in gutem Glauben auch meinen Patienten zu möglichst wenig Salz. Erst als ich mich bewusst mit der Ernährung beschäftigte, fing ich an, nach dem Grund zu forschen, befragte andere Ärzte und Ernährungswissenschaftler, doch keiner wusste warum dies postuliert wurde.

Als ich dann selbst Nachforschungen anstellte, fand ich heraus, dass es gar keinen Sinn ergibt, den Salzkonsum zu reduzieren, sondern im Gegenteil: Es ist sogar für die Gesundheit schädlich. Wie ich darauf kam, möchte ich Ihnen hier der Reihe nach erklären.

Die Forderung nach reduziertem Salzkonsum hat ihren Ursprung in einem 1960 veröffentlichten Artikel; darin stellt der amerikanische Arzt L.K. Dahl einen Zusammenhang zwischen salzigen Speisen und Bluthochdruck her. Es wurde besonders auf den hohen Salzkonsum in der japanischen Region Tohoku hingewiesen, in der eine große Anzahl von Patienten unter Bluthochdruck litt. Es wurde die Hypothese aufgestellt, das Salz sei die Ursache.

Allerdings wurde in späteren Jahren festgestellt, dass die Untersuchungsbedingungen unklar waren. Somit wurde seine Hypothese wissenschaftlich nie belegt, doch sie lebt bis heute als Wahrheit munter weiter.

1988 führte Dr. Stammler unter strengen Bedingungen für die untersuchten Patienten erneut eine Untersuchung durch. Diese Bedingungen waren: einheitliches Blutdruck-Messgerät und einheitliche Messmethode sowie eine Untersuchung des Urinmittelstrahls an einem einzigen Ort auf die Menge an Natrium, internationale

Auslegung des Versuchs (32 Länder, 52 Zentren), viele Probanden (pro Zentrum mehr als 100 Frauen und 100 Männer, als mehr als 10.000 Menschen im Alter von 20 bis 59 Jahren). Heraus kam, dass die Ergebnisse im Hinblick auf einen Zusammenhang zwischen Salzkonsum und Bluthochdruck sehr unterschiedlich waren. Man folgerte, dass es keinen Zusammenhang zwischen den beiden gibt, und falls es doch einen gäbe, dieser nur geringfügig sei.

Es ist beängstigend, wie die erste Prägung irrtümlicher Informationen wirken kann.

Gedanken zur Maxime: „Nicht mehr als 10 g Salz pro Tag“

In Japan wird heute empfohlen, den Salzkonsum auf unter 10 g pro Tag zu beschränken. Das geht zurück auf eine amerikanische Studie in der Epidemiologie, aufgrund derer 1979 der Kongress beschloss, 8 g Salz pro Tag seien angemessen. In Japan wurde dies aufgegriffen und festgestellt, dass es hier wegen der besonderen Essgewohnheiten Japans mit Würzmitteln wie Miso und Sojasoße Werte wie im Westen erst einmal nicht einführbar seien. Daraufhin legte man den empfohlenen Salzkonsum auf 10 g pro Tag als angemessen fest, was aber nicht wissenschaftlich untermauert ist. Eigentlich richtet sich der tägliche Bedarf an Salz danach, wie sehr man geschwitzt hat und was man isst, insofern ist es seltsam einen Wert für alle festzulegen.

Tatsache ist, dass die Empfehlung, den Salzkonsum einzuschränken, bei den Japanern bereits ihre Wirksamkeit zeigt, wie man in der vom Ministerium für Arbeit und Soziales herausgegebenen Unersuchung „ Abriss des Forschungsergebnisses zur Gesundheit und Ernährung der Japaner 2006“ nachlesen kann. Es ist also gelungen, den Konsum von Salz zu reduzieren. Wenn man dieses Ergebnis nun mit den ebenfalls vom Ministerium für Arbeit und Soziales herausgegebenen Daten zur Anzahl der Patienten mit Bluthochdruck

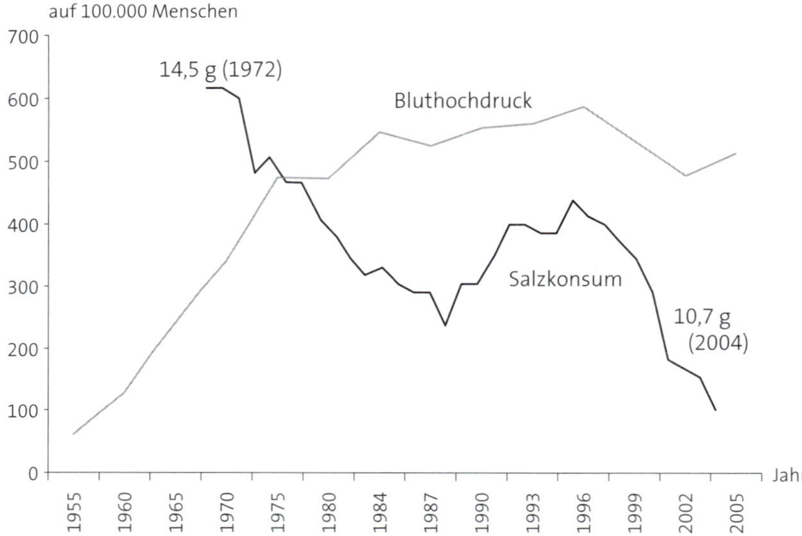

Abb. 24: Vergleich der Anzahl von Patienten mit Bluthochdruck mit dem Salzkonsum

vergleicht sowie mit dem Graphen zum Salzkonsum von oben, sieht man gleich, dass sie sich nicht decken (Abb. 24).

Die Logik hinter der Behauptung, dass zu viel Salz zu Bluthochdruck führt, basiert auf folgendem Mechanismus: Aufnahme von viel Natriumchlorid → erhöhte Konzentration von Natriumchlorid in den Zellen → Regulierung der Natriumchlorid-Konzentration durch Aufnahme von Wasser → mehr Flüssigkeit im Blut → Menge an Blut nimmt zu → zunehmender Druck auf die Adern → Bluthochdruck. Doch wenn die Elastizität der Adern gut ist, kann dieser Druck abgefedert werden. Wenn jedoch durch eine Arteriosklerose dieser Druck nicht absorbiert werden kann, wäre Bluthochdruck die wahrscheinliche Folge, aber weil das überschüssige Salz normalerweise von den Nieren über den Urin ausgeschieden wird, ist unser Körper nicht so schlecht konstruiert, dass der obige Mechanismus immer ausgelöst wird. Man kann also getrost sagen, dass der Salzkonsum nur zu reduzieren ist, wenn der Patient an Herzinsuffizienz oder Niereninsuffizienz ohne Dialysebehandlung leidet.

Heutzutage wird von allen Industrieländern wohl nur noch in Japan die Grenze zum Bluthochdruck für erwachsene Männer und Frauen gleich welchen Alters beim selben Wert gezogen. In den anderen Ländern hat man längst erkannt, dass es ein ganz natürlicher Vorgang ist, wenn der Blutdruck mit zunehmendem Alter langsam zunimmt. Folglich wird in Japan bei fast allen Menschen irgendwann in ihrem Leben Bluthochdruck diagnostiziert, so dass jetzt bei den Menschen mittleren und hohen Alters die Hälfte Bluthochdruck hat und natürlich auch die Verschreibung von eigentlich unnötigen Blutdruck senkenden Mitteln auf gleich hohem Stand bleibt.

Erschreckende Schäden durch Mineralstoffarmut verursachende Salzreduktion

Es gibt tatsächlich Menschen, bei denen eine Reduktion des Salzkonsums zu sinkenden Blutdruckwerten führt, aber das sind ziemlich wenige. Schlimmer ist, dass man inzwischen erkannt hat, dass ein verringerter Salzkonsum viele Schäden auslöst (Abb. 25). In den Lehrbüchern der Medizinstudenten steht, dass ein Blutdruck steigerndes Hormon ausgeschüttet wird, wenn die Konzentration von Natrium im Blut abnimmt.

So führt die Reduktion des Salzkonsums, die man sich aus Gesundheitsgründen auferlegt, sogar zu schlechteren Blutdruckwerten und erhöht das Risiko von Diabetes, Herzinfarkt und bösartigen Tumoren.

Diese Schäden durch verringerten Salzkonsum sind auf einen Mangel an Mineralien zurückzuführen, der wiederum einen schlechten Stoffwechsel nach sich zieht. Ich fasse hier den Grundmetabolismus und den Regenerationsstoffwechsel zu „Stoffwechsel“

Förderung von Bluthochdruck	beschleunigte Aktivierung des Plasma-Renins
Erhöhtes Herzinfarktrisiko	selbständiger Risikofaktor für Herzinfarkt
Verschlimmerung von Diabetes	Reduziertes Rezeption von Insulin → auf dem Weg zur Diabetes
Anspannung des Sympathikus, reduzierter Metabolismus	Aktivierung des Sympathikus → Dauerstress → Blutkreislauf gerät ins Stocken
Sinkende Immunkraft	Schlechte Durchblutung der Peripherie → schlechter Metabolismus → sinkende Immunkraft
Verschlimmerung der Diabetes	Aktivierung von Ras-Signal für die Wandlung einer Zelle zur Bösartigkeit. Das Ras-Protein wird in den normalen Zellen sehr streng reguliert. In etwa 20 % der menschlichen Tumore ist eine Veränderung bei der Aktivform des Ras festzustellen

Abb. 25: Zu befürchtende Schäden bei reduziertem Salzkonsum Stoffen und Krankheiten

zusammen und meine damit alle chemischen Reaktionen im Körper. Diese chemischen Reaktionen werden durch mehr als 3000 Arten von Enzymen, die für die „Katalyse" notwendig sind, gefördert. Das im Speichel enthaltene Enzym Amylase zum Beispiel zerlegt Stärke in Malzzucker, anschließend zerlegt das Enzym Maltase diesen in Traubenzucker. Deshalb schmeckt Reis (oder auch Getreide) leicht süßlich, wenn man ihn gut durchkaut. Allein dieser Prozess benötigt zwei Arten von Enzymen. Und dann gibt es noch die Co-Enzyme, die diese Prozesse unterstützen, und das sind die Vitamine und Mineralien.

Die Co-Enzyme bewirken, dass die Verdauung eher einem Schnellzug als einem Bummelzug gleicht. Je schneller die Verdauung im Körper abläuft, desto effektiver ist sie; daher wird der Mineralienmangel durch reduzierten Salzkonsum zum Problem. Doch wir müssen diese Feststellung auf den Konsum von natürlichem Salz, das reich an Spurenelementen (Mineralien) ist, beschränken.

Natürliches Salz und raffiniertes Salz

Einfach ausgedrückt, kommt der salzige Geschmack hauptsächlich vom Natriumchlorid (NaCl), und natürliches Salz besteht zu 80 bis 90 % aus diesem Natriumchlorid (je nach Herkunft und Herstellungsmethode unterschiedlich), die restlichen 10 bis 20 % sind andere Mineralien. Ein Beispiel für die Zusammensetzung eines natürlichen Salzes bietet die Abb. 26. Diese in winzigen Mengen enthaltenen Spurenelemente sind überaus wichtig.

Überall in der Welt spricht man von guter ausgewogener Mineralienversorgung, aber die für den Körper besonders wichtigen Mineralien können in zwei Gruppen unterteilt werden: 1. Natrium (Na) und Kalium (K) und 2. Kalzium (Ca), Magnesium (Mg) und Phosphor (P) (Abb. 27).

Diese Balance in den beiden Gruppen aufrechtzuerhalten, wird Homöostase genannt. Wenn man aber viel reines Natriumchlorid – wie in raffiniertem Salz (Natriumchlorid-Gehalt mehr als 99 %) – zu sich nimmt, wird diese Balance gestört.

Es ist nur verständlich, dass Unternehmen und Restaurants dieses überaus billige, raffinierte Salz verwenden, um ihre Produkte günstig anbieten zu können. Sie sollten sich aber bewusst sein: Je mehr man solche Restaurantspeisen und salzige Knabbereien isst, umso höher steigt die Wahrscheinlichkeit, dass man viel von diesem die Mineralienbalance zerstörenden raffinierten Salz zu sich nimmt. Außerdem ist Vorsicht geboten, da auch die Phosphate unter den Zusatzstoffen sowie die pH-regulierenden Zusätze sich an die Mineralien binden und diese dann gemeinsam ausgeschieden werden.

Element	Durchschnittliche Konzentration (mg/kg)	Element	Durchschnittliche Konzentration (mg/kg)
Chlor	19.350	Barium	0,015
Natrium	10.780	Molybdän	0,01
Magnesium	1280	Uran	0,0032
Schwefel	898	Vanadium	0,002
Kalzium	412	Arsen	0,0012
Kalium	399	Nickel	0,00046
Brom	67	Zink	0,00035
Kohlenstoff	27	Krypton	0,00031
Stickstoff	8,72	Cäsium	0,000306
Strontium	7,8	Chrom	0,000212
Bor	4,5	Antimon	0,0002
Silizium	2,8	Neon	0,00016
Sauerstoff	2,8	Selen	0,000155
Fluor	1,3	Kupfer	0,00015
Argon	0,62	Kadmium	0,00007
Lithium	0,18	Xenon	0,000066
Rubidium	0,12	Aluminium	0,00003
Phosphor	0,062	Eisen	0,00003
Jod	0,058	Mangan	0,00002

Abb. 26: Beispiel für die Bestandteile eines natürlichen Salzes

Wenn nach dem Essen der Mund sehr trocken ist, haben wir in unserer Familie die Erfahrung gemacht, dass die Speisen mit raffiniertem Salz und chemischen Würzmitteln gewürzt waren. Hier ein Beispiel: In den meisten Sushi-Schnellrestaurants hatten wir nach dem Essen immer einen trockenen Mund, den wir in einem normalen Sushi-Restaurant noch nie erlebt haben. Da dieses Phänomen auch

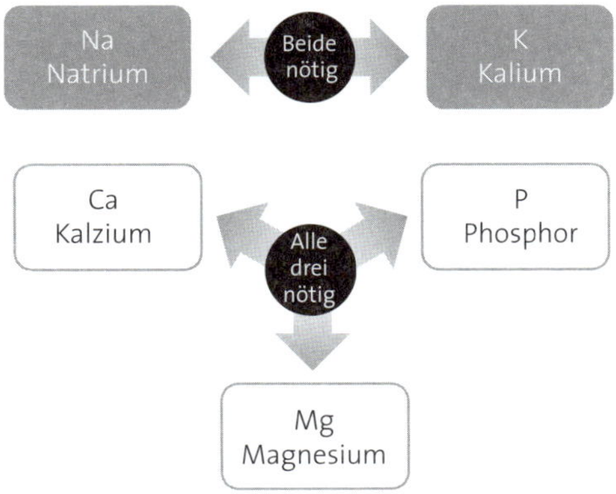

Abb. 27: Ausgewogene Mineralienversorgung

auftrat, nachdem wir dort versuchsweise das Sushi mit sehr wenig Sojasoße gegessen hatten, bin ich der Meinung, dass die Ursache dafür nicht die Sojasoße, sondern das für den Sushireis verwendete Salz ist. Dasselbe Phänomen habe ich bei einfachen Suppenküchen erlebt – bei einigen hatten wir nach der Mahlzeit einen trockenen Mund, bei anderen nicht, ebenso in China-Restaurants.

Mir hat einmal ein Bekannter, der sauer eingelegtes Gemüse herstellt, erzählt, dass früher, als man Salz nur von einem monopolistischen Staatsbetrieb bekam (raffiniertes Salz), das Eingelegte nicht fermentierte, sondern verdarb, so dass man, ob man nun wollte oder nicht, gezwungen war, Zusätze wie zum Beispiel Konservierungsstoffe einzusetzen. Das bedeutet, dass der durch die förderlichen Mikroorganismen hervorgerufene Fermentierungsprozess nicht stattfinden konnte, weil das Umfeld die Vermehrung der schädlichen, Fäulnis hervorrufenden Mikroorganismen begünstigte. Da also das raffinierte Salz den nützlichen Mikroorganismen das Leben schwer macht, kann ich mir nicht vorstellen, dass es für den Körper gut ist. Wir sollten uns also von der Einstellung befreien, dass es egal ist, was den salzigen Geschmack hervorruft.

Das Paradox des reduzierten Salzkonsums in der Medizin

Wahrscheinlich glauben mir manche Leser immer noch nicht, aber ich möchte Ihnen hier noch ein Beispiel für den Widerspruch in der Medizin vor Augen führen. Wenn Sie einmal die Gelegenheit haben, eine Packung Infusionslösung in die Hand zu bekommen, dann schauen Sie sich das Etikett genau an. Es dürfte Ihnen nicht schwer fallen, das Wort „Natriumchlorid“ zu entdecken.

In der 500 ml-Packung vor mir auf dem Tisch (Ringer-Lösung) sind 3 g Natriumchlorid enthalten. Wenn man davon drei Packungen täglich braucht, hat man eine Tagesration von 9 g Natriumchlorid, die direkt ins Blut gelangen. Kein Arzt würde bei diesem Tropf den Blutdruck genau kontrollieren. Das liegt daran, dass man aus Erfahrung weiß, dass dies keinen Einfluss auf den Blutdruck hat. Selbst im Beipackzettel zu dieser Tropflösung findet man keinen Hinweis darauf, dass man auf den Blutdruck achten sollte. Auch von meinen älteren Kollegen oder den Apothekern bin ich noch nie darauf hingewiesen worden, ich solle bei Patienten am Tropf den Blutdruck im Auge behalten.

Warum also soll man bei den Mahlzeiten den Salzkonsum einschränken, obwohl man mit Tropflösungen ohne mit der Wimper zu zucken Natriumchlorid direkt ins Blut leitet? Vielleicht wissen Sie es ja bereits: Der Körper reguliert das selbständig. Sollten Sie dazu Gelegenheit haben, fragen Sie doch einmal einen Arzt oder Pfleger: „Warum enthält diese Tropflösung Salz, wenn ich doch beim Essen den Salzkonsum einschränken soll. Ist mein Blutdruck noch in Ordnung?“ Was werden Sie wohl als Antwort erhalten? Wahrscheinlich kann man Ihnen diese Frage gar nicht beantworten, oder man ergeht sich in Haarspalterei.

Das ist ja so, als wollten wir den Ursprung der Milchprodukte von Meerestieren herleiten. Ist doch die Zusammensetzung des

Mineralgehalts von Meereswasser, Fruchtwasser und des Blutplasmas die gleiche, und Tropflösungen (Ringer-Lösung) und isotonische Getränke (da beim Sport viele Kalorien verbraucht werden, wird hier normalerweise noch Zucker hinzugefügt) sind kommerzielle Produkte der gleichen Zusammensetzung. Deshalb muss man bei natürlichem Salz grundsätzlich den Konsum nicht unnötig einschränken.

Das Missverständnis um das Cholesterin

Es gibt kein gutes oder schlechtes Cholesterin

Wenn man nach einer Blutuntersuchung gesagt bekommt, man habe einen hohen Blutfettwert (der Wert von Cholesterin und neutralen Fetten), rät der behandelnde Arzt mit ziemlicher Sicherheit auch, möglichst wenig Ei zu essen. Doch die Fette aus den Speisen widerspiegeln sich normalerweise nicht so direkt im Cholesterinwert des Blutes. Noch deutlicher gesagt: Das eine hat mit dem anderen gar nichts zu tun! Der Stoff, der das in der Leber synthetisierte Cholesterin bis in die Zellen in den äußersten Winkeln des Körpers transportiert, heißt LDL-Cholesterin (sogenanntes „schlechtes Cholesterin“) und der Stoff, der es dann aus den Zellen wieder absorbiert und abtransportiert, wird im Gegensatz dazu HDL-Cholesterin (sogenanntes „gutes Cholesterin“) genannt, aber für den Transport sind beide notwendig.

Wenn wir uns den Metabolismus der drei wichtigsten Nährstoffe sehr vereinfacht ansehen (Abb. 28), wird jeder dieser drei Nährstoffe zu Cholesterin verstoffwechselt. Das ist jetzt ein extremes Beispiel: Wenn man nur noch Zucker, also Kohlenhydrate zu sich nähme,

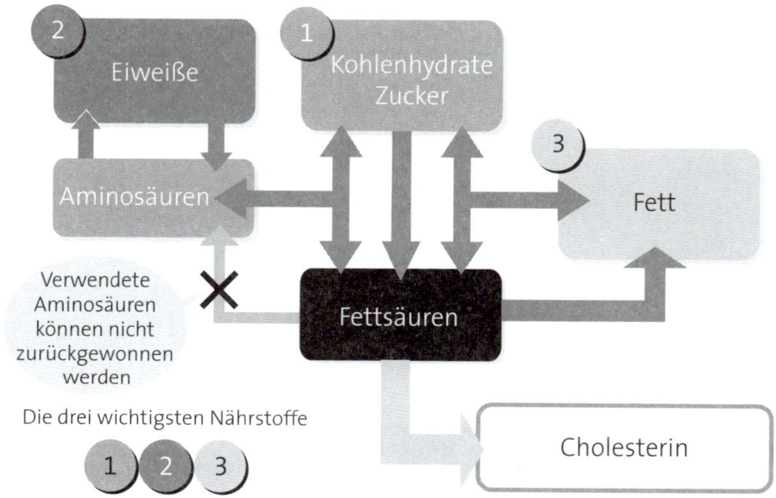

Abb. 28: Energie-Metabolismus (vereinfacht dargestellt)

würde der Körper doch – so wie er es braucht – in der Leber Cholesterin herstellen. Und selbst beim Fasten würde sich der Körper die notwendigen Stoffe anderswo herholen – zum Bespiel aus den Muskeln oder dem Fett – um das Fehlende selbst herzustellen. Das liegt daran, dass Cholesterin für den Körper ein ziemlich wichtiges Element ist.

Die wichtigsten Aufgaben des Cholesterins sind in der Abb. 29 gezeigt:

Cholesterin dringt besonders zwischen das die Zellwände bildende Phospholipid als Keil ein, um die Zellwände zu verstärken. Wenn hier ein Mangel herrscht, wird die Zellwand schwach wie bei einem Betonbau ohne Stahlgerüst (Abb. 30). Wenn das passiert, werden verschiedene Stoffwechselprozesse gestört, was wiederum zu Zivilisationskrankheiten führen kann. Auch die Immunkraft wird geschwächt, so dass es kein Wunder ist, wenn man leicht Ansteckungskrankheiten oder bösartige Tumore bekommt.

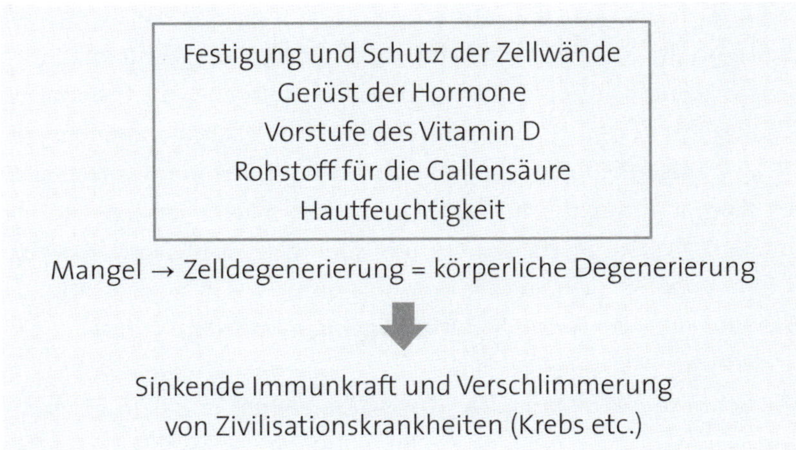

Abb. 29: Die Rolle des Cholesterins

Es gibt verschiedene Gründe, warum die Blutfettwerte schlecht sein können: Zum Beispiel kann man hier kalorienreiches Essen (egal welche Nahrungsmittel), reduzierten Kalorienverbrauch (Bewegungsmangel) oder den schlecht funktionierenden Cholesterintransport (schlechter Stoffwechsel) anführen.

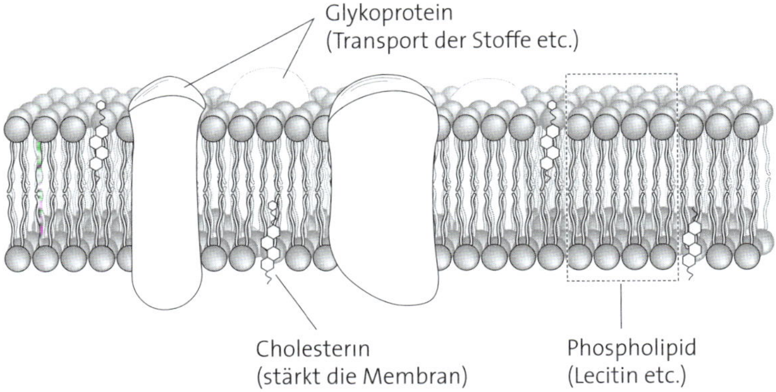

Abb. 30: Die Zellwand

Etwa 70 % des täglichen Cholesterinbedarfs wird in der Leber synthetisiert, der Rest über die Nahrung aufgenommen. Wenn man nun das Cholesterin aus der Nahrung reduziert, muss eben die Leber mehr Cholesterin herstellen. Mit der Nahrung Cholesterin aufzunehmen, entlastet also die Leber. Ist mehr als genug vorhanden, entscheidet der Körper automatisch, an welcher anderen Stelle es Verwendung finden soll, also überlassen wir das doch getrost unserem Körper.

Eier sind eines der wenigen hervorragenden Nahrungsmittel

Die Schauspielerin Mitsuko Mori sagte einmal in einem Fernsehinterview, dass sie täglich sieben bis acht Eier äße. Weiter oben habe ich schon erwähnt, dass Cholesterin auch für den Schutz der Haut vor dem Austrocknen wichtig ist. Vor dieser nun 89-jährigen Schönheit, die einer Nahaufnahme auf einem hochauflösenden Fernsehbildschirm standhält, kann ich nur den Hut ziehen. (Wahrscheinlich gehört noch mehr als das Essen von Eiern zu ihrem Geheimrezept.)

Als auch ich anfing, bewusst Eier zu essen (etwa zehn Stück pro Woche), hatten sowohl meine Frau als auch ich diesen Winter erstmals keine gerissene Hornhaut an den Fersen. Außerdem fiel mir beim Baden auf, dass die abgestorbenen Hautzellen genauso leicht im heißen Wasser abgehen wie bei jungen Menschen; mir wurde also klar, dass meine Hautfeuchtigkeit sich verbessert hatte.

Das Weiße vom Ei besteht fast ganz aus Eiweiß, aber es ist eines der seltenen Lebensmittel, das den vollen Aminosäurenwert von 100 Punkten erreicht, da es alle neun Arten der essentiellen Aminosäuren enthält. Außerdem findet sich darin auch das entzündungshemmende Lysozym, das eine LDL-Cholesterin senkende Wirkung hat. Auch das antioxidativ und entgiftend wirkende Cystin ist darin vorhanden.

Das Eigelb ist reich an Kalzium, Eisen, Vitamin A, E und D etc., enthält aber auch ca. 4 % Cholesterin (ca. 220 mg), besteht jedoch auch zu etwa 10 % aus Phospholipiden (Lecitin etc.), die unter anderem zu 40 % aus dem LDL-Cholesterin senkenden Fett der Omega-9-Gruppe Olein besteht und eine antioxidative Wirkung hat. Letzteres unterstützt die Absorption von Fetten der gleichen Art und wirkt ebenfalls cholesterinsenkend im Blut.

Da dem Ei lediglich Ballaststoffe und Vitamin C fehlen, kann man diesen Mangel leicht mit Gemüse und Obst ausgleichen. Und weil ein Ei der Größe L nur 90 kcal hat, also drei Eier mit 270 kcal nicht einmal so viel wie ein Stück Kuchen, entspricht das in etwa der Hälfte eines Melonenbrotes (in Japan beliebtes Gebäck).

Übrigens, die Bio-Eier, die Mitsuko Mori isst, kosten mehr als 100 Yen pro Stück (ca. 0,80 Euro).

Das in großen Mengen in Eigelb und Sojabohnen enthaltene Lecithin hängt eng mit dem Cholesterin zusammen

Sie haben sicherlich schon einmal vom Lecithin gehört; es gehört zu den Phospholipiden und ist in großen Mengen im Eigelb enthalten. Dieser Stoff ist auch in Sojabohnen reichlich vorhanden. Zellwände bestehen überwiegend aus Lecithin und dieser Stoff ist für den Cholesterintransport überaus wichtig (Abb. 31).

In dieser Hinsicht kann man die Kombination von Nattô und Ei im japanischen Frühstück als eine sehr gute Kombination bezeichnen. Lecithinmangel hingegen lässt das Fett in der Leber anstauen, begünstigt also ihre Verfettung. Und nicht nur das – es heißt auch, dass dies Erschöpfungszustände, Schlaflosigkeit, Gedächtnisstörungen, verminderte Immunkraft, Wachstumsstörungen bei Kindern, Unfruchtbarkeit bei Frauen, Diabetes, Zunahme des schlechten Cholesterins und Arteriosklerose sowie Bluthochdruck verursacht.

Der Cholesterintransport

- Lecithin, ein Phospholipid, hauptsächlicher Bestandteil der Zellwand
- Emulgierende Wirkung (mischt Wasser und Öl: synthetisiert Fett und Eiweiß im Blut)
- Schutzwirkung für Gehirn und Leber, bildet etwa 30 % des Stützgewebes des Gehirns, Gehirnaktivitäten laufen korrekt ab durch Cholin (Cholin-Nervensystem); es sorgt für den reibungslosen Abtransport des Fettes aus der Leber, die dadurch entlastet wird
- Sorgt für Durchlässigkeit der Zellmembran und unterstützt damit die Absorption aus dem Verdauungstrakt
- Versorgungsquelle der Neurotransmitter (Cholin-Nervensystem)
- Reduziert das Cholesterin im Blutplasma

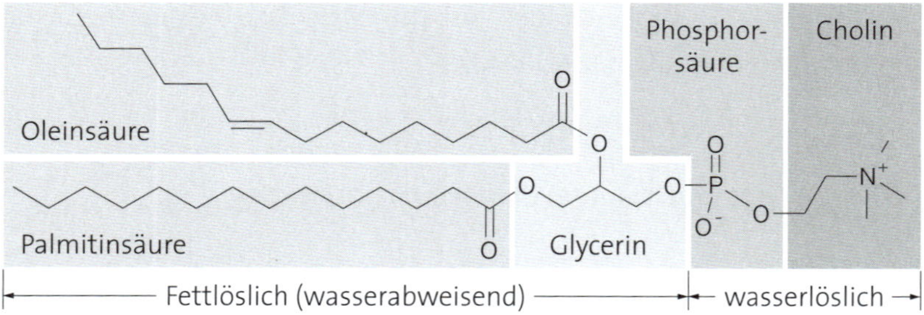

Abb. 31

Vielleicht empfinden Sie es als einen Widerspruch, dass ausgerechnet Menschen, die viel Lecithin zu sich nehmen, weniger Gefahr laufen, eine Fettleber zu bekommen. Aber der Grund ist einfach ausgedrückt, dass das Lecithin die Aufgabe hat, die Lasten auf dem Lastwagen festzuhalten (Abb. 32). Dann verstehen Sie auch, dass das Lagerhaus (Leber) voll mit Kisten (Fett) bleibt, wenn die Lasten nicht auf dem Lastwagen befestigt werden können. Die Leber fragt sich dann, warum die Stoffe, die sie extra hergestellt hat, nicht abtransportiert werden.

Wird als Verbindung beim Transport von Fetten aus der Leber an die Peripherie verwendet LDL und HDL existiert im Blut so wie in der folgenden Abbildung dargestellt

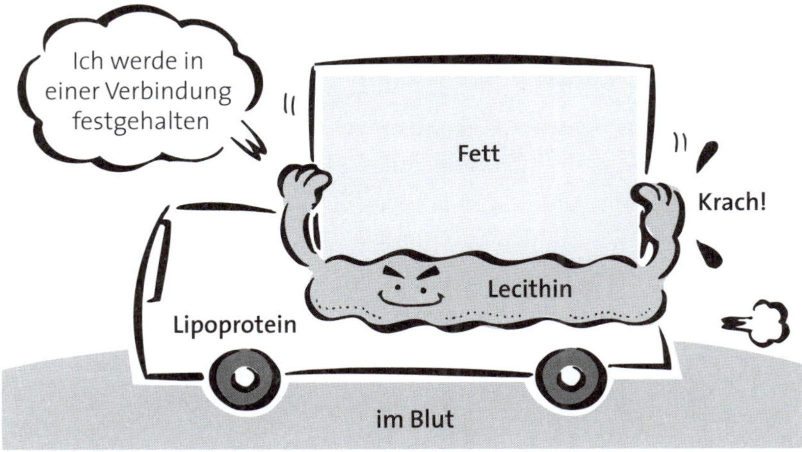

Abb. 32: Lecithin hält die Last fest, die transportiert werden soll

Der Stoff, der das Fett von den Zellen aufnimmt und wieder abtransportiert, ist das „gute", das HDL-Cholesterin. Es kann ohne den Stoff, der die Last festhält, diese nicht aufnehmen, so dass bei den Zellen dieser „Abfall" herumsteht, Wind und Wetter ausgesetzt ist und zerbröselt (oxidiert und sehr schlechtes Cholesterin wird). Das bedeutet, dass durch die Anhäufung von Cholesterin und seine Degenerierung die Arterien verhärten.

Ein sinkender Cholesterinwert hat einen negativen Einfluss auf die Zellen

Hier will ich Ihnen die Ergebnisse einer groß angelegten Studie von Professor Yôichi Ôkushi von der Medizinischen Fakultät der Tôkai-Universität mit 89.159 Personen an Gesundheitsinstitutionen in der Stadt Jôetsu in der Präfektur Niigata zum Zusammenhang zwischen dem Konsum von Hühnereiern und dem Cholesterinspiegel vorstellen (Abb. 33). Die Daten zeigen: Je höher die Anzahl der Eier, die wöchentlich gegessen werden, desto mehr sinkt der Wert des sogenannten „schlechten" – also des LDL-Cholesterins. Aufgrund der bisherigen Informationen ist das auch nachzuvollziehen. Der Nährwert eines Eis sinkt – genauso wie bei einer Tomate außerhalb der Saison –, wenn es nicht von einem Huhn stammt, das mit gutem Futter artgerecht gehalten wird. Deshalb: Fassen Sie sich ein Herz und kaufen sich einmal etwas teurere Eier. Woran man ein gutes Ei erkennt, werden Sie selbst sehen, wenn Sie eins aufschlagen.

Bei Personen, die vorher sehr selten Eier gegessen haben, wird sich in den ersten Monaten der Cholesterinwert erst einmal erhöhen. Da er dann aber auf lange Sicht sinkt, machen Sie sich bitte nicht gleich Sorgen über erhöhte Werte. Nur wenn dieser Wert überhaupt

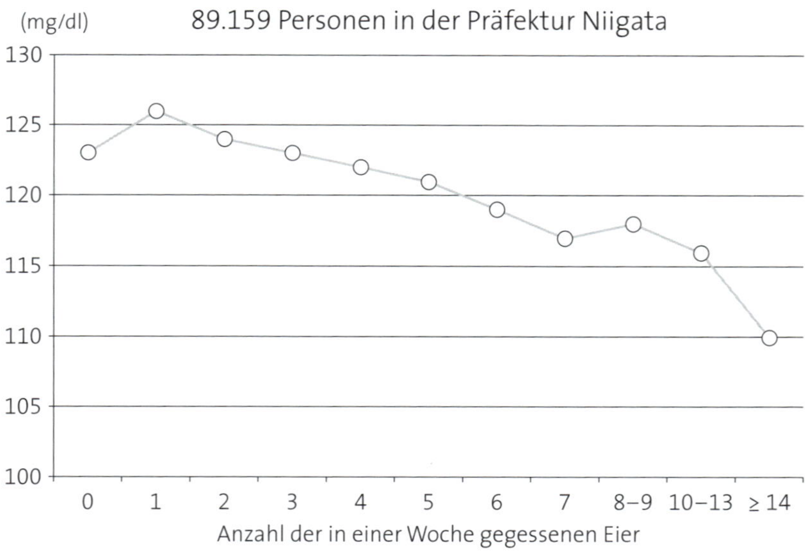

Abb. 33: Hühnereier und LDL-Cholesterin
Aus: Yôichi Ôkushi: Ein bisschen viel ist auch in Ordnung. PHP-Forschungsinstitut

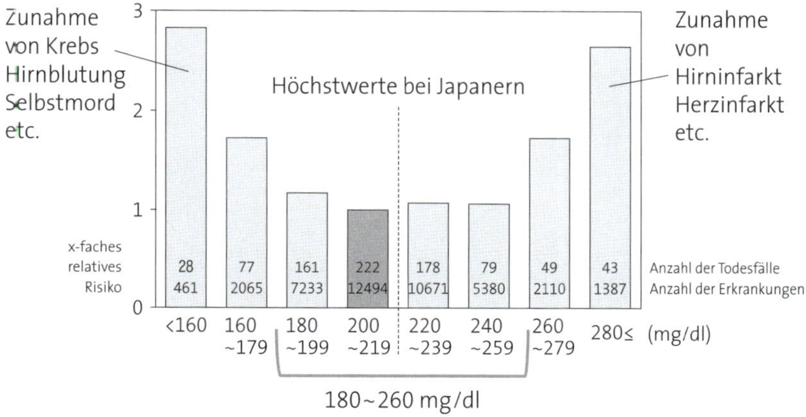

Abb. 34: Zusammenhang zwischen dem Gesamtcholesterinwert und der Sterberate

nicht sinken mag, könnte ein gestörter Stoffwechsel der Grund sein. Dann sollte man sich einmal den gesamten Lebensstil genauer ansehen und diesen verbessern.

Aus den Daten einer Untersuchung über die Zusammenhänge zwischen dem Gesamtcholesterinwert und der Sterberate (Abb. 34) kann man ablesen, dass bei einem hohen Wert die Sterberaten für Hirninfarkt und Herzinfarkt steigen; sie werden durch Arterienverkalkung ausgelöst. Es ist aber auch wichtig zu sehen, dass ein zu niedriger Wert ebenfalls eine erhöhte Sterberate aufweist. In letzterem Fall lautet dann die Todesursache Krebs oder Hirnblutungen. Bei den meisten Patienten heißt die Ursache dann: durch niedrige Cholesterinwerte ausgelöste Degeneration der Zellen.

Es gibt auch noch andere Berichte dieser Art, zum Beispiel „Der Zusammenhang des Cholesterinwertes mit der Gesamtsterberate der Bevölkerung von Moriguchi“ (Hisako Tsuji, Medizinische Universität von Ôsaka, 2004) oder „Japaner leben länger mit einem hohen Cholesterinwert“ (Yôichi Ôkushi: Ernährungslehre der Fette, 2009), in denen diese Ergebnisse veröffentlicht werden. Besonders

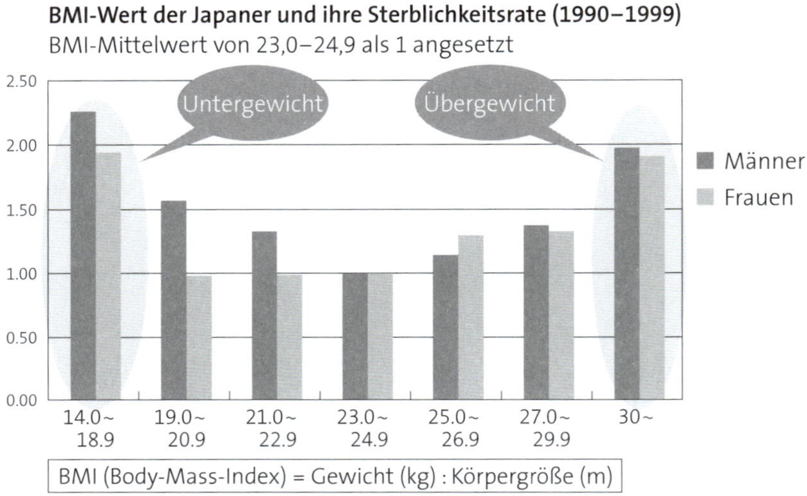

Abb. 35: Sterberate bei Über- und Untergewicht

interessant ist der Aufsatz von Professor Ôkushi von der Tôkai-Universität, da die Ergebnisse aus Untersuchungen von 700.000 Personen an 45 Institutionen stammen. Er kommt zu dem Schluss, dass die westlichen Behandlungsrichtlinien auch auf Japaner angewendet werden sollten (d.h. die japanischen Richtlinien sind zu streng, denn ein Gesamtcholesterinwert von 180 bis 260 mg/dl führt nicht zu irgendwelchen Problemen.

Dem möchte ich hinzufügen, dass diese Daten denjenigen über den Zusammenhang zwischen Körpergewicht und Sterberate sehr ähnlich sind. Diese Sterberate steigt bei Übergewicht, bei Untergewicht ist sie aber auch etwa genauso hoch (Abb. 35). Bei Frauen hat Untergewicht nicht gleich so dramatische Folgen, aber zumindest bei den Männern steigt mit zunehmendem Untergewicht die Sterblichkeitsrate stufenweise an. Es gab einmal einen Zeitungsartikel, in dem es hieß, dass stämmige Menschen länger leben, und dieser Graph scheint diese These zu bestätigen.

Kapitel 7:

Die Herausforderung eines Lebensstils, der nicht krank macht

Tägliche gesunde Ernährung ist die Voraussetzung für einen gesunden Körper

Das richtige Wissen führt zu leckerem, genussvollen Essen

Heutzutage gilt eines der besten Nahrungsmittel, das Ei, als „Bösewicht“, und das für den Körper notwendige Salz als Erzfeind der Gesundheit. Man sollte sich aber daran erinnern, dass der Lebensstil seit dem Zweiten Weltkrieg sowie diese falschen Urteile des Allgemeinwissens zu immer mehr Kranken geführt haben. Ich würde mir wünschen, dass Sie möglichst schnell diese Vorurteile hinter sich lassen. Es darf nicht sein, dass am Tag nach einer Sendung über die positiven Aspekte des Spinats dieser dann ausverkauft ist.

Einerseits schwindet auf der Jagd nach Wohlgeschmack der Nährwert der Speisen, andererseits hat der Mensch die wunderbare Fähigkeit, seine Mahlzeiten selbst zuzubereiten. Auch dadurch könnte man dem Essen neben der auf dem instinktiven Appetit basierenden reinen Nahrungsaufnahme weitere Freuden abgewinnen. Aus den verschiedensten Zutaten leckere Speisen zuzubereiten, den Geschmack mit natürlichem Salz anzupassen, auf die Gesamtkalorienzahl zu achten und gute Nahrungsmittel bei einer gemeinsamen Mahlzeit zu genießen – das ist der Weg zur Gesundheit.

Ich würde mir wünschen, dass die Lebensmittelindustrie ebenfalls an den Konsumenten denkt und an das Selbstverständliche – dass naturbelassene Lebensmittel das Beste für den Körper sind, der ja ebenfalls etwas Natürliches ist.

Je besser die Qualität der Nahrungsmittel, desto besser für die Zellen

Im Menschen läuft täglich der Regenerationsstoffwechsel ab. „Regeneration“ bedeutet, dass durch Zellteilung neue Zellen entstehen, dafür die alten Zellen absterben und entsorgt werden.

Wenn bei laufendem Auswechseln der Zustand aufrechterhalten wird, nennt man das ein dynamisches Gleichgewicht. Ist die Bilanz der roten Blutkörperchen negativ, heißt das Blutarmut. Die Teilungsgeschwindigkeit beträgt für die Magen- und Darmschleimhaut etwa vier bis fünf Tage, bei der Haut 28 Tage, bei den Leukozyten 20 Tage, den Muskelzellen drei Monate, den roten Blutkörperchen vier Monate und den Knochen sieben bis acht Jahre. Deshalb ist man nach zehn Jahren auch kaum mehr derselbe Mensch wie vorher.

„Na und?“, denken Sie jetzt vielleicht, das bedeutet doch, man kann in einigen Monaten die körperliche Verfassung ziemlich verändern, wenn die Qualität der neuen Zellen gut ist. Auch Ärzte sprechen oft von der „Konstitution“, aber eher von der physischen Konstitution eines Diabetikers, eines Allergikers, eines Krebspatienten, schieben also nur die Verantwortung wieder an den Patienten zurück.

Wenn dieses dynamische Gleichgewicht auf einem schlechten Niveau erhalten wird, bleibt auch die schlechte Konstitution. Wird aber fortlaufend gutes Rohmaterial aufgenommen, läuft auch der Metabolismus reibungslos. Wird dieser gute Regenerationsstoffwechsel aufrechterhalten, ist es möglich, ein gutes dynamisches Gleichgewicht zu erhalten, also die Konstitution zu verbessern.

Warum bessert sich Asthma im Kindesalter mit dem Alter des Kindes? Das liegt daran, dass das defekte System, mit dem es auf die Welt gekommen ist, mit zunehmendem Alter repariert wird. Der Erwachsene verfügt nicht mehr über die hohe Leistungsfähigkeit des Reparaturmechanismus eines Kindes, Sie sollten aber auch nicht alles auf die Konstitution schieben und einfach aufgeben.

Es könnte möglich sein, dass man in seinen Genen eine Disposition für Krebs geerbt hat, wenn mehr als die Hälfte der Verwandtschaft an Krebs erkrankt ist. Aber es liegt vor allem in der Verantwortung des Einzelnen, ob der Schalter für Krebs umgelegt wird. Und wenn man schon vorher weiß, dass der Schalter sehr leicht umzulegen ist, dürfte man bereits über ein höheres Risikobewusstsein verfügen als die Menschen, die nichts darüber wissen. Und solche Menschen sind schneller als andere bereit, Methoden der präventiven Medizin einzusetzen. Das Bewusstsein, wie wichtig dafür die Nahrung ist, möchte ich Ihnen noch einmal mit Nachdruck ans Herz legen.

Die große Bedeutung der Nahrungsmittelkunde

Mit Liebe und Sorgfalt biologisch gezogene Lebensmittel kann man erntefrisch und gegebenenfalls nach Entfernen der Erde roh knabbern: Das schmeckt lecker. Selbst wenn noch etwas Dreck daran bleiben sollte: Das sind ungefährliche Bakterien, davon bekommt man nicht gleich Durchfall. Aber ich sage nicht, dass Sie das jetzt alle auch so machen sollen. Ich wünsche mir lediglich, dass Sie sich bewusst machen, was Sie essen, wie es gewachsen ist und woher es kommt.

Ich möchte mich auch noch einmal an die Hersteller wenden: Die Herstellung von guten Lebensmitteln steht in direktem Zusammenhang mit der guten Konstitution von gesunden Bürgern. Deshalb sollten sie auch auf ihre Arbeit und ihre Produkte stolz sein. Es ist allerdings schade, dass die Gesellschaft kein System eingeführt hat, das diese Einstellung unterstützt.

So wie die jungen Leute, die – wie bereits erwähnt – mit den überschüssigen Produkten ihres selbst gezogenen Gemüses eine Firma gegründet haben, können auch Sie genau da beginnen, wo Sie sich schon gut auskennen. Was ich selbst am besten kann, ist, die meiner

Meinung nach richtige Information über die Bedeutung einer guten Gesundheit und wie man sie erlangt, leicht verständlich an möglichst viele Menschen weiterzugeben.

Gemeinsame Mahlzeiten in der Familie

Im Kapitel 5 hatte ich schon das Problem des einsamen Essens angesprochen. Zu einem gewissen Grad kann man kaum etwas an diesem modernen Familienleben ändern, welches das Essen ohne Gesellschaft begünstigt. Es wird wohl nicht jeden Tag möglich sein, sich mit der ganzen Familie zu jeder Mahlzeit um den Essenstisch zu versammeln, aber man sollte es so oft wie möglich versuchen.

Zum Glück gibt es in Japan viele lokale Eintopfgerichte. Bei so einem Gericht kann man die verschiedensten vor Ort produzierten Nahrungsmittel zu sich nehmen, und dank des Porzellantopfes werden sie nicht zu stark erhitzt, so dass der Nährwert nicht sehr leidet. Durch die vielen Zutaten entsteht eine geschmackvolle Brühe, die man zum Schluss noch mit Reis zu einer deftigen Gemüsesuppe abrunden kann. So ein Eintopf, den man restlos aufessen kann, ist schnell zubereitet und zeugt von einer Esskultur, in der man im trauten Familienkreis nährstoffreich essen kann. Ich würde mir wünschen, dass man diese Art von Küche zu jeder Jahreszeit als Gegenmaßnahme zum alleinigen Essen einführen würde.

Welcher Lebensstil steigert die Immunkraft?

Die Darmflora in Ordnung bringen und ein fröhliches Leben führen

Es gibt hauptsächlich zwei Dinge, die zu tun sind, um die Immunkraft zu steigern: erstens, die Darmflora auf die Dominanz von förderlichen Bakterien umstellen und zweitens ein fröhliches Leben führen und viel lachen.

Wenn die Darmflora grundsätzlich von den guten Bakterien dominiert wird, werden die Immunzellen aktiv (siehe auch Kapitel 5). Man weiß heute, dass das Immunsystem gestärkt wird, wenn man fröhlich ist. Wenn Sie aber voller Verbitterung stecken, bewirkt dies tatsächlich eine Schwächung des Immunsystems.

Außerdem wissen wir, dass im vegetativen Nervensystem der Sympathikus und der Parasympathikus als Gegenspieler wirken. Beim Lampenfieber vor einem Vortrag bekommt man einen trockenen Hals und Herzklopfen – das kommt von der Anspannung des Sympathikus (Kampfmodus). Wenn wir aber in eine heiße Badewanne steigen, unsere Lieblingsmusik hören und uns dann entspannen, wird der Parasympathikus aktiv (Entspannungsmodus). Positive Gefühle lassen nicht nur den Parasympathikus die Oberhand gewinnen, es werden auch im Gehirn verschiedene entspannend wirkende Peptide ausgeschüttet (Dopamin, Serotonin, Orexine, Endorphine).

Diese Abwechslung im vegetativen Nervensystem – das „An“ und „Aus“ – ist wichtig für unseren Alltag. In diesem Zusammenhang steht auch der Stress, den viele von Ihnen erleben.

Den Stress auflösen

Sie wissen alle: Wenn man dauernd körperlichem oder auch seelischem Stress ausgesetzt ist, wirkt sich dies auf die Gesundheit aus. Das bedeutet nichts weniger als eine ständige Anspannung des Sympathikus.

Wenn wir uns das auf der seelischen Ebene ansehen, ist es zu vergleichen mit dem Zustand eines Zebras, das durch die ständige Bedrohung eines Löwen im ununterbrochenen Abwehrmodus steckt. Oder wie bei einem anderen Beispiel, als läge man jeden Abend mit einem Knüppel bewaffnet im Dunkeln auf der Lauer, um den Dieb zu fassen. Allein der Gedanke daran macht mich schon müde. Stress ist ein außerordentlicher Zustand, der sich aufbaut, wenn man nicht so einfach aus einer Situation herauskommt. Hält also ein außergewöhnlicher Spannungszustand länger an, wäre Einschlafen gefährlich, so dass verständlich wird, warum extremer Stress auch von Schlaflosigkeit begleitet wird.

Auf der körperlichen Ebene betrachtet werden Antistresshormone aus der Nebenniere ausgeschieden, wenn der Körper merkt, dass er nicht anders kann als diesen Stress auszuhalten. Es handelt sich um (Steroid-)Hormone. Viele von Ihnen wissen um die schrecklichen Nebenwirkungen der Steroide, aber Dauerstress hat eine ähnliche Wirkung wie die fortgesetzte Einnahme von Steroiden. Da aber nicht so viel ausgeschüttet wird wie in einem Medikament steckt, kommt es nicht gleich zu den heftigen Nebenwirkungen, dennoch hat es durchaus körperliche Folgen. Häufig kommt es zu schlechter Durchblutung, und leicht entsteht eine Magenentzündung oder ein Magengeschwür. Da auch die Immunkraft geschwächt ist, bekommt man leichter eine Erkältung oder eine Gürtelrose. Deshalb ist es auch so wichtig, jedweden Stress abzubauen.

Es ist egal, was Sie tun, um den Stress aufzulösen, solange Sie andere damit nicht belästigen. Das Beste ist aber, sich ein Hobby zu suchen. Wenn es Ihnen Spaß macht, können Sie meinetwegen auch lauthals beim Karaoke mitsingen, joggen, auf einen Berg steigen oder das Meer anbrüllen. Wer kein Hobby hat, dem empfehle ich, im Park spazieren zu gehen, sich die schöne Landschaft und den Himmel anzusehen oder ins Kino oder Freizeitbad zu gehen, also etwas nicht Alltägliches zu tun. Außerdem ist guter und tiefer Schlaf wichtig für die Auflösung von Stress.

Für einen erholsamen Schlaf

Wir schlafen immer weniger

Das mag jetzt banal klingen, aber im Durchschnitt schläft der Mensch etwa ein Drittel seines Lebens. Nur Japan ist sowohl beim späten Schlafengehen als auch beim frühen Aufstehen unter den zehn ersten Ländern. Es heißt, dass sogar mehr als 40 % der Japaner weniger als sechs Stunden schlafen. Da 1960 der Durchschnittsbürger noch acht Stunden und 13 Minuten schlief, ist offensichtlich, dass immer weniger geschlafen wurde.

Je besser man schläft, desto erfrischter ist man am Morgen und desto besser kann ein Erwachsener seine Tagesarbeit erledigen oder ein Schüler sich auf das Lernen konzentrieren. Somit hat die Qualität des Schlafes einen Einfluss auf das Lebensglück des Menschen.

Ein Baby schläft die meiste Zeit am Tag (ein Neugeborenes 16 Stunden), aber die Schlafenszeit verkürzt sich immer mehr, bis sie im Alter auf etwa sechs Stunden sinkt. Man hört oft, dass man mit zunehmendem Alter immer früher aufwacht, aber dabei verkürzt sich die Zeit im REM-Schlaf (Schlaf, in dem man träumt), man schläft nicht tief, hat nicht das Gefühl, ausgeschlafen zu haben, sondern eher mitten im Schlaf unterbrochen worden zu sein. Dann nickt man leicht tagsüber ein, aber das ist nicht krankhaft – Sie brauchen sich also keine Sorgen darüber zu machen.

Der REM-Schlaf ist körperlicher Schlaf, durch den die körperliche Ermüdung weicht, und der Non-REM-Schlaf ist die Ruhephase des Gehirns und dient seiner Erholung. Deshalb ist es besonders wichtig, dass man mindestens drei Stunden am Stück schläft, bis die Non-REM-Phase eintritt.

Schlafmangel und Schlaflosigkeit sind verschiedene Dinge

Da sich Schlaflosigkeit – auch wenn es jeden Tag nur ein bisschen ist – aufaddiert, verliert das Gehirn immer mehr an Reaktionsfähigkeit. Wenn Schlaflosigkeit längere Zeit angedauert hat, braucht es auch wieder Zeit, bis sich diese auflöst. Deshalb ist es besser, darauf zu achten, dass man jede Nacht ausreichend Schlaf bekommt.

Des Weiteren sollte zur Schlaflosigkeit nicht auch noch Schlafmangel kommen. Schlafmangel kommt daher, dass man sich nicht die Zeit zum Schlafen nimmt, wohingegen die Unfähigkeit zu schlafen, selbst wenn man müde ist, als Schlaflosigkeit gilt. Schlafmangel lässt sich beheben, wenn man sich einfach nur die Zeit zum Schlafen nimmt.

Man hat herausgefunden, dass das Risiko einer Depression um das Dreifache steigt, wenn zur Überarbeitung auch noch Schlaflosigkeit kommt (Abb. 36). Etwa 30 % der Menschen, die über Schlaflosigkeit klagen, leiden an einer Depression und 90 % der depressiven Menschen leiden auch an Schlaflosigkeit.

Sollten Sie sich angesprochen fühlen und mehr als zwei Wochen durchgehend an Schlaflosigkeit leiden, sollten Sie auch eine Depression in Betracht ziehen. Der Verdacht erhärtet sich, wenn die Schlaflosigkeit mit Niedergeschlagenheit und dem Verlust von Interessen und Freude einhergeht. Des Weiteren ist zu prüfen, ob nicht – wie

Krankheit oder Symptom	Gesteigertes Risiko
Bluthochdruck	Doppelt
Ischämische Herzkrankheiten	Dreifach
Gehirngefäßkrankheiten	Drei- bis fünffach
Diabetes	Drei- bis fünffach
Depression	Dreifach
Verminderte Leistungsfähigkeit	Sinkt tatsächlich, aber nicht messbar
Verminderte Immunkraft	Bösartige Tumore?

Abb. 36: Risiko der Zivilisationskrankheiten durch Schlafstörungen

bereits in Kapitel 6 über die schädlichen Fette geschrieben – ein zu hoher Konsum an Omega-6-Fetten vorliegt. In akuten Fällen wird auch die Einnahme von Antidepressiva nötig sein, aber es ist auch wichtig, sich aktiv um die Zuführung von zur Omega-3-Gruppe gehörender EPA (Eicosapentaensäure) zu bemühen.

Schlafen, um dem Körper Ruhe zu gönnen und für die Regeneration

Es gibt ein Buch mit dem Titel „Steigerung der Körpertemperatur führt zur Gesundheit“ (nicht auf Deutsch erschienen, und auch ich denke, dass es so ist. Der umgekehrte Zustand ist der Winterschlaf, in dem der Metabolismus extrem heruntergefahren wird. So wird auch verständlich, dass bei niedriger Körpertemperatur der Stoffwechsel reduziert wird.

Während des Schlafes wird der Metabolismus heruntergefahren und die Körpertemperatur sinkt geringfügig, um den Energieverbrauch des Körpers und des Gehirns zu vermindern.

Wenn man nun durch Schlaflosigkeit nicht ruhig und ausgiebig schlafen kann, ist es auch nicht möglich, den Metabolismus herunterzufahren, wie es nötig wäre. (Das ist so, als stände man an einer roten Ampel auf der Bremse und träte gleichzeitig aufs Gaspedal, um die Räder durchdrehen zu lassen.) Dadurch bleibt der Sympathikus angespannt, was bedeutet, dass die ständige Kampfbereitschaft auch im Schlaf andauert, so dass man nicht ruhig schlafen kann und dadurch auch nicht wieder zu Kräften kommt. Das führt zu chronischer Überarbeitung, die Effektivität der Arbeit nimmt ab und ruft Depressionen hervor, durch die man die Anerkennung der Gesellschaft verliert: ein Teufelskreis. Das gilt auch für den extrem leichten Schlaf, wenn man sich über irgendetwas Sorgen macht.

Außerdem hat ein solcher Zustand eine Veränderung der Verteilung der Leukozyten zur Folge, so dass die Granolozyten gegenüber den Lymphozyten in der Überzahl sind, die Immunkraft also auch geschwächt ist und man sich dadurch leichter erkältet. Es ist auch gut möglich, dass sich durch die Reduktion der Lymphozyten ein Krebsgeschwür entwickelt.

Genau deshalb ist es ja so wichtig, sich zu entspannen und den Stress abzubauen, damit der Parasympathikus die Oberhand gewinnen kann. Man kann sagen: „Die Krankheit kommt aus dem Geist“, was gleichbedeutend ist mit: „Die Krankheit kommt aus dem vegetativen Nervensystem.“

Ich schweife zwar jetzt kurz ab, aber ein Kind, das sich den Kopf ziemlich stark angeschlagen hat, schläft oft ein, nachdem es sich gründlich ausgeweint hat. Es gibt nicht wenige Eltern, die dies als abnorm ansehen und mit dem Kind ins Krankenhaus eilen, aber tatsächlich ist es so, dass Kinder einschlafen, wenn sie Stress verspüren. Dies wird als ein natürliches System zum Selbstschutz durch Auflösung von Stress angesehen. Wenn das Kind dann friedlich schläft, brauchen Sie sich keine Sorgen zu machen.

Da ich es auch für sehr effektiv halte, wenn sich Erwachsene zum Stressabbau ins Bett zurückziehen, um zu schlafen, rate ich auch Ihnen, wenn Sie sich müde fühlen und früher als sonst schlafen möchten, dies nicht zu übergehen, sondern diesem Drang nachgeben.

Vorbereitungen und Tipps für einen guten Schlaf

1. Kaffeekonsum
   Koffein wirkt erst nach etwa einer halben Stunde, und die Wirkung hält für drei bis vier Stunden an. Bis zur Ausscheidung dauert es etwa acht Stunden. Deshalb wäre es am besten, mindestens sechs Stunden vor dem Schlafengehen auf koffeinhaltige Getränke zu verzichten. Koffeinkonsum am Abend regt den Sympathikus an und verhindert ruhigen Schlaf. Aus diesem Grund ist das nicht empfehlenswert. Es gilt die Faustregel, dass etwa 150 mg eine belebende Wirkung haben. Hier sind einige Angaben über den Koffeingehalt verschiedener Getränke: In jeweils 100 ml (oder 100 g) sind: in Kaffee 60 mg, in schwarzem Tee 30 mg, in Rokucha (Grüntee) 20 mg, in Gyokuro (Grüntee) 160 mg, in Cola 10 mg, in Kakao 200 mg, in Schokolade mit 70 % Kakaogehalt 70 g. Gerstentee oder Kräutertees stellen kein Problem dar.
2. Zigaretten
   Das Rauchen kann auch eine Ursache für Schlaflosigkeit sein. Nikotin hat eine belebende Wirkung, und Raucher sind vier- bis fünfmal so häufig von Schlaflosigkeit betroffen. Bei der Raucherentwöhnung kann es auch als eine Form von Entzugserscheinung zu Schlaflosigkeit kommen und wie bei jedem Entzug können Sie davon ausgehen, dass dies mehrere Wochen, ja sogar bis zu einem Monat anhalten kann.

3. Nachttrunk
   Auch die Gewohnheit, einen Nachttrunk zu sich zu nehmen, ist keine gute. Der Alkohol verhindert den tiefen Non-REM-Schlaf, man wacht häufig auf und fühlt sich am Morgen nicht ausgeruht. In kleinen Mengen hat er aber auch eine entspannende Wirkung, so dass man leichter einschläft, aber die zweite Hälfte der Nacht schläft man nicht mehr tief. Schaut man zu tief ins Glas, schläft man hinterher nicht, sondern ist bewusstlos. Das kann auch zu besonders heftigem Schnarchen führen.
4. Mahlzeiten
   Man sollte auch nicht direkt vor dem Zubettgehen essen. Ich habe bereits darauf hingewiesen, dass die Verdauung und die Absorption der Nährstoffe einen hohen Energiebedarf haben. Das würde bedeuten, dass während des Schlafes die Verdauungsorgane heftig arbeiten müssen, obwohl sie sich eigentlich ausruhen sollten. Deshalb wird weder der Schlaf erholsam sein noch die Verdauung gut funktionieren. Somit wird man sich morgens nicht ausgeruht fühlen und außerdem ein Völlegefühl verspüren. Es wäre besser, bis spätestens drei Stunden vor dem Zubettgehen mit dem Essen fertig zu sein. Wer nicht nach diesen Regeln essen kann, sollte – wenn spätes nächtliches Essen nicht zu vermeiden ist – darauf achten, nicht so viel zu sich zu nehmen.
5. Sport
   Sport vor dem Schlafengehen stimuliert sowohl die Seele als auch den Körper, so dass man mindestens zwei Stunden vorher damit fertig sein sollte. Da aber viel Bewegung tagsüber die Qualität des Non-REM-Schlafes steigert, führt dies zu einem guten Schlaf.
6. Beleuchtung
   Schlafen Sie vielleicht in einem hell erleuchteten Zimmer? Sehen wir uns aber den Ausschüttungsmechanismus des Schlafhormons Melatonin an, so ist es besser, es möglichst dunkel zu haben.

- ◊ Täglich um dieselbe Zeit aufstehen
- ◊ Nach dem Aufstehen sich der Morgensonne (starker Lichtquelle) aussetzen
- ◊ Regelmäßig essen
- ◊ Sport nur bis zwei Stunden vor dem Schlafengehen betreiben
- ◊ Beim Baden sich in lauwarmem Wasser entspannen
- ◊ Kurzer Mittagsschlaf (20 Minuten)
- ◊ Verzicht auf Koffein nach dem Abendessen
- ◊ Verzicht auf Essen, Zigaretten, Alkohol und PC vor dem Schlafengehen
- ◊ Das Schlafzimmer gemütlich einrichten und nur zum Schlafen verwenden (kein Fernseher etc.)
- ◊ Nachts nur indirektes Licht oder ganz dunkel machen
- ◊ Vor dem Schlafengehen Musik hören
- ◊ Düfte sind auch gut
- ◊ Meistern Sie die Bauchatmung
- ◊ Gehen Sie schlafen, wenn Sie müde sind
- ◊ Verwenden Sie ein passendes Kopfkissen

Abb. 37: Tipps für einen guten Schlaf

Man kann es dabei nicht übertreiben. Es ist sogar besser, wenn man nicht einmal die kleinste Lichtquelle sieht, und es ist ratsam, die Rollläden oder schweren Vorhänge richtig zuzuziehen, damit auch morgens das Licht nicht durch die Ritzen hereinscheint. Weil man sowieso nicht schlafen kann, spät nachts noch zum hell erleuchteten 24-Stunden-Laden zu gehen, ist kontraproduktiv.

7. Elektromagnetische Strahlung
Da in Europa und den USA die elektromagnetische Strahlung bereits als schädlich anerkannt ist, sollte man das Bett so aufstellen, dass der Kopf mindestens zwei Meter vom Handy, von eingesteckten Haushaltsgeräten oder auch außerhalb des Zimmers verlaufenden elektrischen Leitungen entfernt ist.

Der Zusammenhang zwischen Ernährung, Bewegung und Diabetes

Astronauten sind die gesündesten Menschen der Welt

Es gibt vielfältige Voraussetzungen, um Astronaut zu werden. Das japanische Fernsehen hat einmal den Test für die japanische Auswahl ausgestrahlt: Hier ging es um Charakter und Ruhe, Urteilsvermögen, Anpassungsvermögen usw.

Zu den medizinischen Anforderungen an die Kandidaten für einen Aufenthalt in der internationalen Weltraumstation im Jahr 2008 gehörten unerwarteterweise nur Köpergröße, Körpergewicht, Blutdruck, Sehvermögen, Farbwahrnehmung, Hörvermögen. Später gab es aber eine Astronautenausbildung, zu der unter anderem eine Pilotenausbildung sowie ein Überlebenstraining gehörten, die deutlich höhere körperliche Anforderungen stellen.

Worauf ich hinaus will, ist Folgendes: Aus 6,8 Milliarden Menschen werden hier diejenigen mit der besten Gesundheit ausgewählt. Aber der größte Feind während des Aufenthalts im All ist die Schwerelosigkeit.

Den Körper nicht zu belasten, führt leicht zur Krankheit

Die Probleme, die auf jeden Fall bei Schwerelosigkeit auftauchen, sind Osteoporose und Diabetes. Durch die Belastung mit der Schwerkraft, die uns im Alltagsleben überhaupt nicht bewusst ist, werden die Knochen angeregt, und das Gleichgewicht zwischen den Osteoklasten und den die Knochen bildenden Osteoblasten werden aufrechterhalten (Metabolismus der Knochen). In der Schwerelosigkeit des Weltalls nimmt selbst bei täglich zwei Stunden Sport die Knochendichte mit der zehnfachen Geschwindigkeit ab. Nicht nur ein

Knochenbruch wird dann gefährlich, sondern auch das aus den Knochen austretende Kalzium erhöht das Risiko von Nierensteinen. Es wurde auch schon davon berichtet, dass das Toilettensystem der Weltraumstation wegen Harnsteinablagerungen außer Betrieb war.

Kôichi Wakata, der 2009 in der internationalen Weltraumstation war, führte auch Versuche mit einer neuen Trainingsmaschine durch und testete die Wirksamkeit eines neuen Medikaments gegen Osteoporose. Nach der Rückkehr auf die Erde dauert es mehrere Jahre, bis ein Astronaut wieder die ursprüngliche Knochendichte erreicht, und manchmal schafft er es auch nicht. So wie es im Meer, wo die Schwerkraft einen geringeren Einfluss hat, viele knochenlose Lebewesen gibt, sind auch im Weltall die Knochen nicht nötig. Die geplante Aufenthaltsdauer von Soichi Noguchi, der am 20. Dezember 2009 zur ISS aufbrach, war fünf Monate, doch seine Rückkehr verzögert sich immer mehr (bis zum 2. Juni 2010), so dass man sich schon Sorgen um seine Genesung machte.

Bewegung und Insulinresistenz

Die Ursache für die Gefahr von Diabetes bei Schwerelosigkeit liegt in der Abnahme der Muskelmasse; unter Schwerelosigkeit nimmt sie innerhalb von zwei bis drei Wochen um 20 % ab, was bei einer Umrechnung auf die Verhältnisse auf der Erde einer Alterung um 20 Jahre gleichkommt. Deshalb laufen die Astronauten in der Weltraumstation auch wie wild auf dem Laufband. Die Muskeln verbrauchen nämlich etwa 70 % des Zuckers im Körper (Verbrauch des insulinunabhängigen Zuckers). Die Bedeutung der Aussage „Bewegung ist gesund" bezieht sich nicht nur darauf, dass die Herz- und Lungenfunktion gesteigert wird, sondern auch darauf, dass durch den Verbrauch des Zuckers in den Muskeln auch der Metabolismus angeregt wird. Da natürlich auch der Grundmetabolismus angeregt wird, kann man dann auch vom Körper als einer Verbrennungsmaschine sprechen. Wenn man also Kohlenhydrate zu sich nimmt, ohne sich zu bewegen, nimmt der Blutzuckerspiegel unnötig zu und der überschüssige Zucker wird als Glykogen und Fett gespeichert. Wenn er nur einfach gespeichert würde, wäre das ja noch in Ordnung, aber wenn der überschüssige Zucker nicht von den Muskeln verbraucht wird, muss die Bauchspeicheldrüse Insulin ausschütten. Wenn dieser Zustand länger anhält, führt das zu einer gesteigerten Insulinresistenz.

Da im Weltall die Muskulatur auch nicht so wichtig ist wie auf der Erde, steigt bei normalem Essen die Insulinresistenz. Wenn diese zu stark wird, führt das zu Diabetes und man kann den Blutzucker nicht mehr kontrollieren.

Also, liebe Leserinnen und Leser, führen Sie vielleicht auch auf der Erde, wo es die Schwerkraft gibt, ein faules Leben? Benutzen Sie die Treppen? An Diabetes stirbt man nicht sofort, und die Entdeckung von Zucker im Urin wird von vielen Menschen auf die leichte Schulter genommen, so dass dadurch erst die Probleme entstehen. Im Folgenden will ich darauf eingehen, wie hier das Bewusstsein geschärft werden muss.

Diabetes bedeutet schlechter Metabolismus des gesamten Körpers und Alterung der Adern

Diabetes ist eine Krankheit des gesamten Metabolismus im Körper, bei der die zugeführte Energie nicht genutzt werden kann. Das ist so, als gehe man hungrig zu einem Sushi-Restaurant und möchte sich einen Teller Sushi vom vorbeilaufenden Förderband nehmen, schafft es aber nicht. Dann gibt es immer mehr Sushi-Teller auf dem Förderband. Zwangsläufig fällt etwas herunter und verschmutzt die Umgebung. Schließlich gibt man es auf, etwas zu essen. Das ist zwar sehr einfach ausgedrückt, aber so etwa können Sie sich Diabetes vorstellen. Dieser Stress durch Überzuckerung des Blutes beschleunigt den Alterungsprozess und damit auch den Alterungsprozess der Arterien durch Arteriosklerose. Dadurch, dass die Kapillaren in den Augen porös werden, entstehen Blutungen im Augenhintergrund, man verliert das Augenlicht. Wenn so etwas in den Nieren passiert, führt das zu Niereninsuffizienz und man muss zur Dialyse. Ist die Durchblutung der Füße nicht mehr gewährleistet, führt das zu Nekrosen und zur Beinamputation. Sind die Arterien im Gehirn betroffen, so gibt es einen Hirninfarkt, beim Herz einen Herzinfarkt. Da dabei auch die Immunkraft stark sinkt, ist man dann auch sehr anfällig für Ansteckungskrankheiten. Wenn man eine Lungenentzündung bekommt, hat man keine Kraft sie zu heilen, so dass man nicht selten letztendlich an Lungeninsuffizienz stirbt. Es heißt, dass bei bestehender Vorerkrankung sogar die Ansteckung mit der Grippe gefährlich ist, und das gilt auf jeden Fall für Diabetiker. Einfach ausgedrückt, sinkt die Widerstandskraft bei dieser Krankheit sehr stark.

Mahlzeiten, die die Bauchspeicheldrüse nicht belasten

Wenn man schon in jungen Jahren kaum Sport treibt und sich nur mit Kohlenhydraten und Süßigkeiten vollstopft, wird man wohl auch relativ früh im Leben Diabetes bekommen. Das gilt ganz besonders für die junge Generation. Man sollte nicht literweise Erfrischungsgetränke voller Zucker in sich hineinschütten, nur weil man Durst hat. Das Trinken von Zuckerwasser löscht nicht den Durst und belastet die Bauchspeicheldrüse. Auch die zuckerfreien Getränke kann ich nicht empfehlen, denn sie stecken voller künstlicher Süßstoffe. Ich möchte Ihnen raten, auf nüchternen Magen nicht zu viel Kuchen oder Süßigkeiten zu essen, da auch das der beste Weg zu Diabetes ist.

Außerdem darf man nicht glauben, dass solche Ess- und Trinkgewohnheiten in Ordnung seien, da man ja Sport treibt. Man sollte daran denken, dass die Bauchspeicheldrüse ein Organ ist, das nicht wie die Muskeln trainiert werden kann. Selbst wenn Sie durch den Sport viele Kalorien verbrauchen, führt der Verzehr von vielen Kohlenhydraten doch zu einem plötzlichen Anstieg des Zuckergehalts im Blut und letztendlich auch zu einer Insulinresistenz. Deshalb ist es jetzt in Mode gekommen, Nahrungsmittel mit einem niedrigen GI (glykämischen Index) zu essen. Da bei der Verdauung dieser Speisen der Blutzucker nur langsam ansteigt, schonen sie die Bauchspeicheldrüse.

Auch an der Art und Weise, wie wir essen, können wir arbeiten. Es muss nicht immer geschälter Reis sein, denn der (biologische) Naturreis hat einen niedrigeren GI. Es ist auch besser, als erstes das Gemüse zu essen. Lässt man sich ganz auf die Ernährung mit niedrigem GI ein, heißt das vor allem, Naturreis und Gemüse zu essen. Das nennt man dann eine Niedrig-Insulin-Diät (die Insulinausschüttung verläuft langsam). Isst man aber zu viele Kalorien, nimmt man trotzdem nicht ab. Deshalb sollten Sie diese „Diät" nicht falsch verstehen. Allerdings sättigt eine solche Ernährung besser, so dass Sie sicher die Zwischenmahlzeiten reduzieren können.

Im Allgemeinen raten Ärzte und Ernährungsberater einem Diabetiker, Kalorien zu reduzieren und ausgewogene Mahlzeiten zu sich zu nehmen. Doch ist hier „ausgewogen" der richtige Weg? Nein! Die Empfehlung muss anders lauten: Durch einen kompletten Verzicht auf Zucker und Kohlenhydrate, die den Blutzuckerwert ansteigen lassen, ist die Sache ganz einfach zu regulieren. Dann steigt nämlich der Blutzuckerspiegel nicht sprunghaft an, es muss nicht so viel Insulin ausgeschüttet werden und die Bauchspeicheldrüse wird auf ganz einfache Art und Weise entlastet. Auf diese Weise erlangen Sie eine gute Gesamtkonstitution. Und wenn möglich treiben Sie dazu noch Sport, um so den Blutzucker in der Muskulatur zu verbrennen.

Finden Sie in Ihrem jetzigen Lebensstil das, was funktioniert

Wir sollten das Geld nicht für Heilung ausgeben, sondern für den Erhalt der Gesundheit

In den Augen der Amerikaner sind die Japaner ein seltsames Volk, da sie nur Geld für die Gesundheit ausgeben, nachdem sie krank geworden sind. Das ist etwa so, als fange man mit der Vorbereitung auf eine Prüfung erst am Vorabend zu lernen an. Man bewältigt den Stoff nicht mehr und fällt dann durch. Danach präsentiert man Lehrern und Eltern auch noch Ausflüchte, warum es zu dem schlechten Ergebnis gekommen ist. Besser wäre es doch, sich rechtzeitig einzusetzen, um eine gute Note oder sogar die volle Punktzahl zu erreichen.

Vernachlässigt man seine Gesundheit, wird man auf alle Fälle krank, und je schwerer die Krankheit ist, desto teurer wird die Behandlung. Das Leben wird dadurch eingeschränkt und die mühseligen Arztbesuche verschlingen Zeit und Geld. Muss man Medikamente schlucken, so hat man dann auch mit den Nebenwirkungen zu kämpfen. Hört man erst mit dem Rauchen auf, wenn Lungenkrebs diagnostiziert wurde, ist es schon zu spät. Es ist auch zu spät für Reue, wenn man erfährt, dass man wegen des Diabetes die Beine amputiert bekommen muss. Ich wiederhole immer wieder, dass es auch im Hinblick auf die Gesundheit zu spät ist, sich zu wünschen, man hätte ein Sicherheitsnetz gespannt, wenn man anfängt, am Berg abzurutschen. Beginnen wir mit dem Möglichen.

Jetzt habe ich Ihnen schon sehr viel zu dem Thema gesagt, aber ich weiß auch, dass es ein Ding der Unmöglichkeit ist, sofort alles umzusetzen. Manchmal haben Sie sicher auch Lust auf Fast Food oder Instantnudeln. Kauft man nur noch gute Nahrungsmittel, reißen die gestiegenen Kosten für die Ernährung ein Loch ins Portemonnaie.

Da es keinen Sinn hat, nur gelegentlich etwas für die Gesundheit zu tun, überlegen Sie sich lieber, was Sie jetzt konsequent ändern können. Wenn das umgesetzt ist, können Sie sich den nächsten Schritt überlegen. Wenn unsere Familie im Supermarkt einkaufen geht, haben wir uns angewöhnt, jedes Produkt umzudrehen und nach den Zusatzstoffen zu schauen. Selbst meine Tochter sagt dann: „Ach, das mag ich doch so gerne, wie schade!“

Es dürfte doch möglich sein, mehr Gemüse und Produkte mit Milchsäurebakterien ins Leben zu holen, sich Gedanken um die Mahlzeiten und Speisen zu machen und die Schlafenszeiten zu verändern. Auch dann kann man einen gesunden Körper entwickeln, und unabhängig von den Ärzten werden. Aber auch hier gilt: Wenn man die anfängliche Begeisterung nutzt, kommt man leichter und schneller ans Ziel.

Zehn Regeln für einen präventiven Lebensstil

Ich verallgemeinere hier grob (Abb. 38), deshalb bitte ich Sie, diese Ratschläge zu befolgen, nachdem Sie das ganze Buch gelesen haben:

1. Bemühen Sie sich um gute Essgewohnheiten, nehmen Sie gute Nahrungsmittel zu sich (saisonale, natürliche, frische, biologische Lebensmittel).
   - Der wichtigste Nährstoff sind die Eiweiße; Kohlenhydrate reduzieren
   - Vitamine und Mineralien gibt es in Gemüse, Obst, Körnern und Seetang

- Verbesserung der Essgewohnheiten
- Gute Nahrungsmittel und gutes Wasser (biologisch, saisonal, frisch, natürlich)
- Hauptsächlich Fisch und Gemüse essen (Hühnereier sind gut)
- Gut kauen (gut mit Speichel vermischen), genüsslich und langsam essen
- Vermeidung von Zusatzstoffen, Transfetten und anderen chemischen Substanzen
- Die Darmflora auf förderliche Bakterien umstellen
- Produkte mit Milchsäurebakterien und vergorene Nahrungsmittel (Probiotisches): die Bakterien selbst
- Oligosaccharide einnehmen: (Präbiotisches) Futter für die Bakterien
- Moderater Sport, kurze Fastenperioden (wenigsten das Hungergefühl erleben!)
- Guter Schlaf, ausreichend Schlaf
- Ein Hobby, um den Stress aufzulösen; sich über jede Kleinigkeit freuen
- EM ins Leben integrieren
- Im Haus und für den Körper, EM-Lebensmittel und EM-Materialien nutzen (ein EM-Leben führen)

Abb. 38: Stufenplan für eine vollkommene Gesundheit

- Gut kauen und im Kreis von Familie/Freunden gemeinsam essen
- Den Magen nur zu 80 % füllen (gelegentliches Fasten ist auch gut)

2. Schlechte Nahrungsmittel möglichst vollständig aufgeben (mit Pestiziden, chemischen Zusatzstoffen und Transfetten belastete künstliche Nahrungsmittel).
3. Sich nicht auf eine cholesterinarme Ernährung versteifen, sondern unterschiedliche Lebensmittel essen. Sie können Eier essen, so viel Sie wollen.
4. Bei Verwendung von natürlichem Salz braucht der Konsum nicht eingeschränkt zu werden.

5. Bemühen Sie sich, die guten Bakterien in der Darmflora zu fördern und einen guten Stuhlgang zu entwickeln.
   - Vergorene Nahrungsmittel, Produkte mit Milchsäurebakterien: Probiotische Produkte zu sich nehmen
   - Oligosaccharide sind Futter für die Bakterien: Präbiotische Produkte essen
6. Bemühen Sie sich um ausreichenden und für Sie passenden Sport (sie können auch einfach nur jeweils eine Minute auf einem Bein stehen).
7. Haben Sie Spaß am Leben und lösen Sie Ihren Stress auf (widmen Sie sich einem Hobby).
8. Richten Sie sich so ein, dass Sie gut schlafen können.
9. Schaffen Sie sich eine Umwelt mit EM (man kann sie einnehmen und sie sind auch gut für die Umwelt; siehe Kapitel 8)
10. Tragen Sie Ihr Handy nicht dicht am Körper.

Horchen Sie auf die Beschwerden Ihres Körpers

Ein normal funktionierender Körper hilft uns, unsere Gewohnheiten aufrechtzuerhalten. Deshalb sollten Sie – bis auf das Hungergefühl – sofort auf die Signale Ihres Körpers reagieren.

- Bei Wassermangel gibt es ein Signal, Wasser zuzuführen: Durstgefühl
- Bei der geistigen Arbeit wird Zucker verbraucht: Verlangen nach Süßem (aber nur wenig)
- Bei Überarbeitung und Erschöpfung soll man nicht noch mehr Energie verbrauchen: Müdigkeit
- Bei Mineralienmangel: Salziges schmeckt lecker
- Bei sinkender Funktionalität des Körpers: Appetitverlust, Schlappheit
- Bei Energiemangel: Hungergefühl

- Bei voller Blase: Harndrang
- Bei vollem Darm: Stuhldrang

Außer dem Schlafbedürfnis darf der Mensch den drei wichtigsten Trieben, Appetit, Schafbedürfnis und Geschlechtstrieb, nicht einfach so nachgeben. Im Laufe der Menschheitsgeschichte hatte er auch mit Hungersnöten und Epidemien zu kämpfen. Wenn man einfach so der Begierde nach Essen nachgibt, isst man zu viel. Auch ein zu starker Sexualtrieb richtet den Körper zugrunde. Kontrollieren Sie diese Triebe also streng mit Ihrem Frontallappen. (Wenn man durch Alkoholgenuss über die Stränge schlägt und die Instinkte die Führung übernehmen, liegt das daran, dass die Kontrolle durch den Frontallappen nicht mehr richtig greift.)

Kapitel 8:

Unterstützung eines gesunden Lebensstils durch EM

Mikroorganismen unterstützen das Leben und die Umwelt

Die Rolle der Mikroorganismen

Bis jetzt ging es um Medizin, Umwelt und Ernährung, doch letztendlich sind vor allem die Probleme durch die Ernährung sehr ernst. Ich habe wiederholt dargelegt, dass die körperliche Konstitution nicht verbessert werden kann, solange die Qualität der Nahrung, die in Fleisch und Blut übergeht, schlecht ist. Ebenso habe ich von dem Kreislauf gesprochen, bei dem die Pflanzen dank der Sonnenenergie und mithilfe von Wasser, Kohlenhydraten, Nährstoffen in der Erde und Bakterien wachsen, dann von den Tieren gefressen werden, die schließlich sterben und dann wieder durch die Arbeit der Bakterien zur Erde zurückkehren. Ich übertreibe nicht, wenn ich behaupte, dass das, was wir essen, letztendlich von der Erde hervorgebracht wurde, und diese Erde wird von den Mikroorganismen bereitet.

Wir sollten uns aufs Neue bewusst machen, dass die Menschheit, die an der Spitze dieser Nahrungskette steht, von diesen Mikroorganismen gestützt wird und wir ein Leben in einem positiven Kreislauf anstreben sollten, in dem die dauerhafte Fürsorge für die förderlichen Mikroben uns Gesundheit beschert.

Es ist vergleichsweise einfach, dort, wo Lebensmittel angebaut werden, gute Lebensmittel zu bekommen; wenn man aber in den übervölkerten Großstädten ideale Nahrungsmittel sucht, sind das leider hauptsächlich importierte Gourmetprodukte. Die sind aber sehr teuer und deshalb für viele gar nicht erschwinglich. Aber selbst wenn eine gewisse Menge an gesundheitsschädlichen chemischen Stoffen in unseren Körper gelangt, sollte die schädliche Wirkung verhindert werden können, wenn wir nur über eine stärkere Stoffwechsel- und Regenerationskraft verfügten. Als ich über eine solche

Methode nachdachte, fand ich heraus, dass EM hier sehr nützlich ist, wie später noch zu beschreiben sein wird.

Ich habe EM kennengelernt, als ich selbst erleben durfte, wie eine Patientin, die an einer schweren Lungenentzündung litt, durch die Einnahme von **EM-X** wieder genesen war. Doch heute, wo ich mir Gedanken zur Gesundheit in einem größeren Zusammenhang mache, wird mir klar, dass EM leicht anwendbar, preisgünstig, sicher und überall wirksam ist – auch im menschlichen Körper. Der erste Schritt zur Gesundheit ist, sich eine Umgebung zu schaffen, in der die guten Mikroorganismen vorherrschen. Man kann die Einführung von EM ins tägliche Leben vielleicht mit einem gewöhnlichen Auto vergleichen, das sich in ein Elektroauto verwandelt und nun lautlos durch die Straßen gleitet.

In diesem Kapitel möchte ich Ihnen EM, Sinn und Zweck der Anwendung sowie den Umgang damit näher erklären.

Die Beziehung zwischen freien Radikalen und Mikroorganismen

In der Urzeit gab es auf der Erde kaum Sauerstoff, doch je mehr Lebewesen Sauerstoff abgaben, desto mehr nahm der Sauerstoffgehalt der Erdatmosphäre zu. Dadurch konnten auch immer mehr Lebewesen entstehen, die Sauerstoff verbrauchen. Dieser Sauerstoff war ursprünglich für die Lebewesen hochgiftig, denn die daraus entstehenden freien Radikale wirken stark oxidativ. Ein typischer Vertreter dieser freien Radikale ist aktiver Sauerstoff.

Bei allen zerstörerischen Prozessen in der Natur und im menschlichen Körper, oder auch bei von Menschenhand geschaffenen Gegenständen sind freie Radikale beteiligt. Je nachdem wie hoch der Anteil an nützlichen oder schädlichen Mikroorganismen ist, verläuft dieser Prozess anders.

Eine starke Oxidationskraft bedeutet, dass bestimmte Substanzen oder Organismen exzessiv Elektronen aus funktionstüchtigen Stoffen oder auch Zellen rauben. Dadurch verrosten, verfaulen oder degenerieren sie. Lebewesen haben sich weiterentwickelt und über die Zeit genetisch ein System entwickelt, das überschüssigen, schädlichen Sauerstoff unschädlich macht. Aus medizinischer Sicht entstehen die verschiedenen Krankheiten, wenn die Fähigkeit nachlässt, diesen Sauerstoff unschädlich zu machen, oder es immer neue Quellen von aktivem Sauerstoff gibt.

Wenn Substanzen, die freie Radikale entwickeln, in den Körper gelangen, bricht Fieber aus. Wenn das Fieber sehr hoch steigt und über einen längeren Zeitraum anhält, nimmt die Immunkraft stark ab. Dauert dieser Zustand länger an, werden die Zellwände zerstört, dabei werden die Gene beschädigt und es kommt zu Funktionsstörungen.

Die freien Radikale stehen in einer engen Beziehung mit den in Kapitel 5 vorgestellten guten, schlechten und opportunistischen Bakterien. Schädliche Bakterien und krankheitserregende Mikroorganismen sind giftig und genetisch so veranlagt, dass sie starke freie Radikale erzeugen. Gewinnen diese Mikroorganismen die Oberhand, wird die Umwelt verschmutzt, die förderlichen Bakterien werden verdrängt und die opportunistischen Mikroorganismen schlagen sich auf die Seite der Krankheitserreger (schädliche Bakterien).

Die nützlichen Bakterien hingegen produzieren antioxidative Substanzen, eliminieren so die freien Radikale in der Umwelt und im menschlichen Körper, aber in einem von den schädlichen Bakterien dominierten Umfeld können sie diese Funktion nicht ausüben.

Das heißt, ein kranker Mensch, Umweltverschmutzung und Degeneration eines Stoffes sehen vielleicht wie ganz unterschiedliche Prozesse aus, aber es ist wohl nicht übertrieben, wenn ich behaupte, dass bei all diesen Phänomenen freie Radikale und Mikroorganismen ihre Hand im Spiel haben. Um sowohl die Umwelt als auch die Gesundheit zu unterstützen, ist es daher notwendig, ein Umfeld zu schaffen, in dem die guten Bakterien dominieren und diese für uns die freien Radikale eliminieren. Ein solches Umfeld schafft EM für uns.

Was ist EM?

EM ist eine Mischung von guten Bakterien

EM steht für Effektive Mikroorganismen. Der Entwickler der EM, Professor Teruo Higa (jetzt Professor an der Meiô-Universität, Direktor des Internationalen EM-Forschungsinstituts und Emeritus der Ryûkyû-Universität) war damals gerade inmitten seiner agrarwissenschaftlichen Forschung an der Ryûkyû-Universität, als er selbst schwere gesundheitliche Probleme durch die Chemikalien erlitt, die er dort einsetzte. Da ihm außerdem bewusst wurde, wie Pestizide und chemische Düngemittel die Umwelt vor seinen Augen zerstörten, begann er mit der Entwicklung von EM, um zu erforschen, wie man mithilfe von Mikroorganismen qualitativ hochwertige Agrarprodukte anbauen könne, ohne die Umwelt zu zerstören.

Zu der Zeit war es in der Landwirtschaft, wenn Mikroorganismen überhaupt genutzt wurden, allgemein üblich, immer nur eine Art einzusetzen. Mit dieser Methode ließen sich in einem artenreichen Ökosystem jedoch keine guten Ergebnisse erzielen. Eines Tages, als er nach einer Reihe von Versuchen und Irrtümern beobachtete, dass der Pflanzenwuchs genau dort, wo er eine Sorte von Bakterie nach der anderen weggeschüttet hatte, besonders gut gedieh, ging ihm das Licht auf, Mikroorganismen zusammenzumischen. Bis 1980 hatte er dann einen Bodenverbesserer aus einer Mischung von Mikroorganismen entwickelt. Die aus einer mehr als 2000 möglichen

Photosynthesebakterien	Die wichtigsten Bakterienstämme in EM filtern schädliche Substanzen heraus, produzieren antioxidative Substanzen. In Kombination mit Milchsäurebakterien und Hefen sind sie noch aktiver. In der Natur kommen sie zum Beispiel in der Erde gefluteter Reisfelder vor und zerlegen Schwefelwasserstoff und organische Säuren, die für den fauligen Geruch von Abwasser verantwortlich sind.
Milchsäurebakterien	Durch das besonders gute Fermentieren organischer Stoffe und die Ausscheidung starker Säure verhindern sie die Vermehrung von schädlichen Bakterien. Sie leben auch im menschlichen Körper und finden ihre Verwendung bei der Herstellung von Joghurt, Käse, Nattô, Sauerkraut und sauer eingelegtem Gemüse.
Hefen	Fermentieren organische Stoffe sehr gut; in ihren Zellen finden sich viele Vitamine und Aminosäuren. Ein typischer Vertreter ist die Hefe im Brot; sie dürfen auch bei der Herstellung von Wein, Bier oder Miso nicht fehlen.

Abb. 39

Stämmen in der Kombination getesteten und als sicher befundenen Mischung nannte er EM (Effektive Mikroorganismen) und begann dies in der Landwirtschaft zu verbreiten.

EM ist eine Mischung aus sicheren und nützlichen Mikroorganismen, die man auch in Nahrungsmitteln findet.

Die Hauptgruppen sind Photosynthesebakterien, Milchsäurebakterien und Hefen (Abb. 39).

Wie funktioniert EM?

Eine der bekanntesten Wirkungsweisen von EM ist seine *Fermentationskraft.*

Einfach erklärt bedeutet Fermentation, dass die Mikroorganismen organisches Material zersetzen, wobei neue Produkte (Verdauungsprodukte) entstehen. Tatsächlich rufen Fermentation und Fäulnis dieselben chemischen Reaktionen hervor, aber wenn die Produkte der Zersetzung nützlich für uns sind, handelt es sich um Fermentation, und wenn sie es nicht sind, sprechen wir von Fäulnis. Die Fermentationskraft von EM lässt die Kombination für uns Menschen nützlich werden.

Sie alle wissen aus Erfahrung, dass fermentierte Nahrungsmittel gesund sind. Ich habe gehört, dass es noch immer traditionelle japanische Restaurants gibt, in denen wie in der Edozeit (1603–1873) auf Reiskleiebasis gekocht wird. Auch Wein ist ein Fermentationsprodukt. Rotwein hat nicht einmal ein Haltbarkeitsdatum, ganz im Gegenteil – wenn nur die Lagerbedingungen stimmen, kann er mit zunehmendem Alter immer besser reifen und erzielt dann immer höhere Preise.

Agrarprodukte, die mit EM angebaut werden, haben eine stärkere Lebenskraft, da sie mithilfe der Fermentationskraft qualitativ hochwertige Nährstoffe effektiv aufnehmen können, so dass im Endeffekt sowohl die Qualität als auch die Erntemenge steigen, und auch die Widerstandskraft der landwirtschaftlichen Produkte gegen Schädlinge wird verbessert. Deshalb kann man durch den Einsatz von EM auch im biologischen Landbau gute Produkte in großen Mengen ernten.

Wenn man die Fermentationskraft von EM in einer verschmutzten Umwelt wirken lässt, kann man diese auf sichere Weise säubern, da die nützlichen Mikroorganismen die schädlichen verstoffwechseln.

Diese Wirkweise kann in der Viehzucht als Schutz vor üblen Gerüchen oder zur Säuberung von Flüssen und dem Meer eingesetzt werden.

Ein weiteres Charakteristikum von EM ist, dass z.B. die Photosynthesebakterien schädliche Oxidationsprodukte als Futter nutzen und daraus Zucker oder Aminosäuren herstellen. Auf diese Weise können sie eine Vielfalt von Stoffwechselprodukten herstellen, die alle antioxidativ wirken.

Ich habe dies schon früher erwähnt: EM als Mischung von nützlichen Mikroorganismen produziert verschiedene antioxidative Substanzen, schützt also durch die Eliminierung von freien Radikalen in der Umwelt und im menschlichen Körper – egal ob es sich um ein Ding oder ein Lebewesen handelt – alles und jeden vor der Oxidation, die ja die Ursache von Fäulnis, Zerstörung und Degeneration ist. Die Effektiven Mikroorganismen führen alles zur Regeneration und lassen alles wieder voller Lebenskraft erstrahlen.

Vorschläge für ein Leben mit EM

Wann kann man EM einsetzen?

Ich denke, jetzt verstehen Sie, was EM ist. Sie alle würden sicher lieber in einer Umgebung voller Fermentationsprozesse leben als in einer voller Fäulnis.

EM ist flüssig und wird entweder so wie es ist – unter dem Namen EM·1® – oder in einer Verdünnung verwendet. Es ist unter Zugabe von Melasse und Wasser möglich, EM·1® zu EMa (EM aktiv) zu vermehren. Die Rezeptur dafür ist allgemein zugänglich. Man mischt EM·1® mit Zuckerrohrmelasse und Wasser (in asiatischen Ländern auch mit Waschwasser von Reis) und gibt es in einen luftdichten Behälter, um dann nach sieben bis zehn Tagen bei einer gleich bleibenden

Vorschläge für ein Leben mit EM

① Putzen

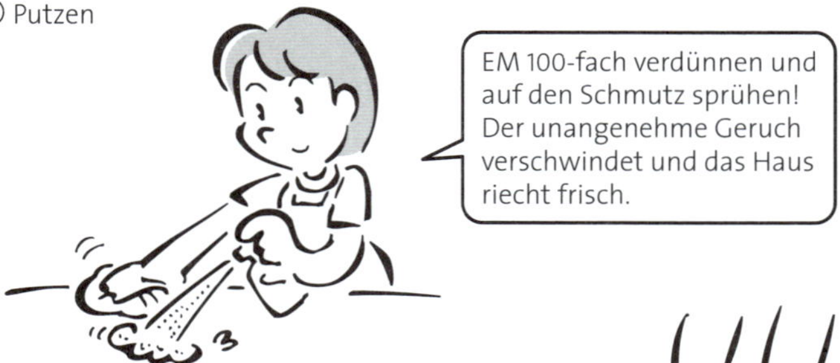
EM 100-fach verdünnen und auf den Schmutz sprühen! Der unangenehme Geruch verschwindet und das Haus riecht frisch.

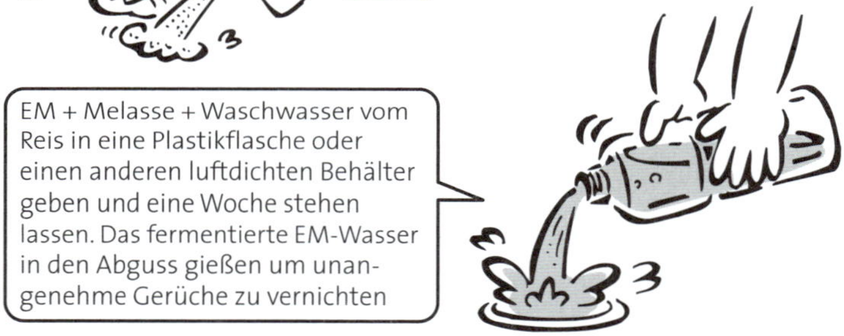
EM + Melasse + Waschwasser vom Reis in eine Plastikflasche oder einen anderen luftdichten Behälter geben und eine Woche stehen lassen. Das fermentierte EM-Wasser in den Abguss gießen um unangenehme Gerüche zu vernichten

② Ernährung

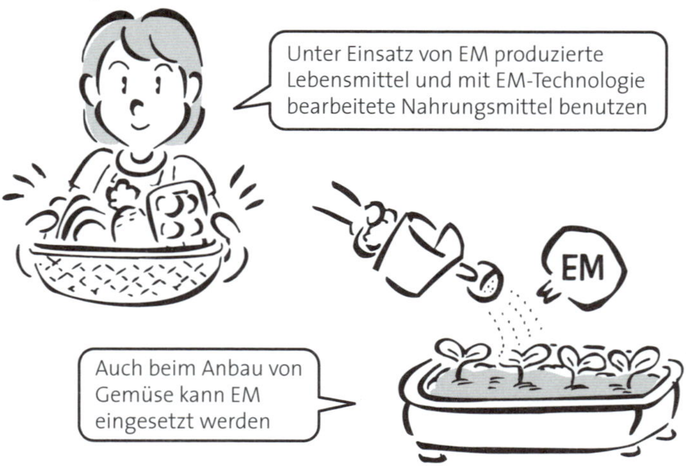
Unter Einsatz von EM produzierte Lebensmittel und mit EM-Technologie bearbeitete Nahrungsmittel benutzen
EM
Auch beim Anbau von Gemüse kann EM eingesetzt werden

③ Recycling von Biomüll zu fermentiertem Dünger (der im eigenen Gemüsegarten eingesetzt wird)

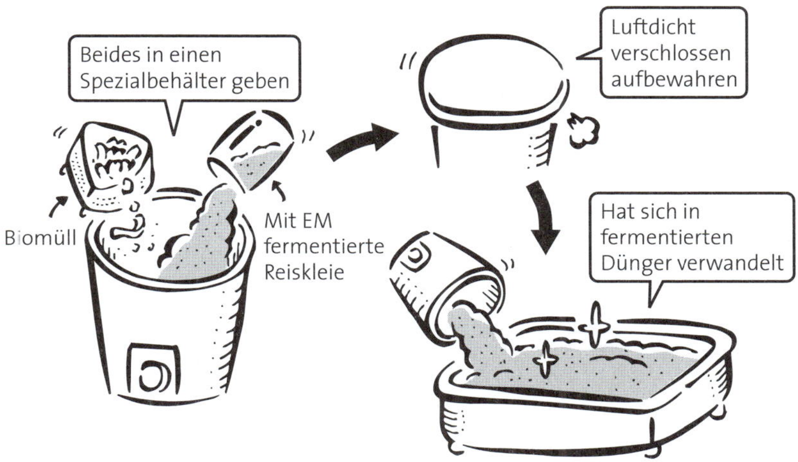

④ Umweltreinigung

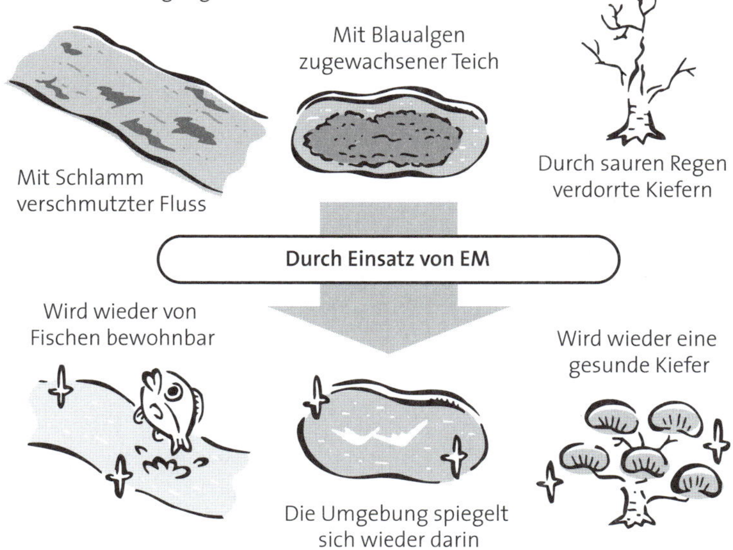

Temperatur die Mikroorganismen als Ganzes zu vervielfältigen, so dass jeder EM zu einem günstigen Preis in großen Mengen verwenden kann. Diese Methode wird in Japan selbst in vielen Schulen im Umweltpraktikum eingesetzt.

Nun will ich Ihnen einen Teil des „EM-Lebens" vorstellen, in dem die guten Mikroorganismen friedlich miteinander leben: Der beste Trick für ein Leben mit EM ist, sie in allen möglichen Bereichen des täglichen Lebens so selbstverständlich wie Luft und Wasser einzusetzen.

1. Putzen
   EM wird etwa hundertfach (mit Wasser) verdünnt und als Spray gegen Schmutz eingesetzt. Grundsätzlich ist EM etwas anderes als ein Putzmittel; da es kein Problem ist, wenn es direkt mit der Hand oder Haut in Berührung kommt, kann man damit ganz nach Belieben putzen.
   Vom Hausputz inklusive der Teppiche und Tatami-Matten über Glasscheiben, Fußböden etc. bis hin zum Herd, dem Spülstein und dem Lüftungsventilator, in der ganzen Küche bis hin zur Toilette und dem Badezimmer – überall, wo mit Wasser hantiert wird, kann es sehr gut eingesetzt werden.
   Wenn man EM beim Putzen einsetzt, verschwinden unangenehme Gerüche und das Haus erfüllt sich mit einem Hauch von Frische. Das Haus, in dem ich wohne, ist recht alt (vor 35 Jahren erbaut). Als ich dort einzog, stiegen anfangs immer wieder üble Gerüche aus der Toilette, so dass man sich kaum wohlig im Bad entspannen konnte. Als wir dann eine Zeit lang selbst vermehrtes EM in alle Abflüsse gaben, verschwand der üble Geruch nach etwa zehn Monaten (wenn wir dies in noch höherer Konzentration eingesetzt hätten, hätte es wohl nur ein halbes Jahr gedauert).

2. Ernährung
   Ich empfehle eine normale Ernährung, in der neben verarbeiteten Nahrungsmitteln auch mit EM angebaute landwirtschaftliche Produkte wie Reis, Gemüse und Obst verwendet werden. Die Eier könnten von Hühnern aus EM-Haltung stammen, die EM im Futter und Trinkwasser haben, und deren Umfeld mit EM sauber gehalten wird. Zum Würzen könnten mit der EM-Technologie hergestelltes Salz, Miso, Sojasoße und Zucker genutzt werden. Der Konsum dieser gesunden Lebensmittel fördert die Gesundheit. Außerdem können wir unseren allgemeinen Gesundheitszustand durch die Einnahme des unter Einsatz der EM-Technologien gewonnenen EM-X Gold (dazu später mehr) noch weiter unterstützen.

3. Recyceln von Biomüll zu fermentiertem Dünger für den eigenen Gemüsegarten
   Etwa ein Drittel unseres Mülls besteht aus Küchen- und Speiseresten, dem sogenannten Biomüll. Mischt man den Biomüll mit EM (oder mit Fertigbokashi), so verwandelt er sich in einem luftdicht verschlossenen Behälter in einen wunderbaren fermentierten Dünger. Diesen kann man zum Düngen von Blumenbeeten oder dem hauseigenen Gemüsegarten benutzen und so einen kleinen privaten natürlichen Kreislauf erleben. Außerdem trägt man dadurch zur Verringerung der Energie bei, die für das Einsammeln, den Transport und das Verbrennen von Müll aufgewendet werden müsste, sowie dem entsprechenden CO_2-Ausstoß.

4. Umweltschutz
   So wie der Gestank vom Abwasser in meinem Haus verschwand, kann ein selbst hergestelltes EMa helfen, ohne viel Aufwand die Umwelt zu reinigen. EM wird aber auch auf vielfältige Art und Weise in öffentlichen Institutionen eingesetzt; zum Beispiel werden

damit Schwimmbäder von Grundschulen in ganz Japan gereinigt, und Gruppen von Freiwilligen nehmen sich verschmutzter Flüsse, Teiche, Seen und des Meeres an.

Der Nihonbashi-Fluss im Zentrum von Tokio, dessen Ökosystem durch die Überbauung mit der Stadtautobahn gänzlich zerstört war, ist so wieder zum Leben erweckt worden: Im Jahr 2005 begann der Verein zur Bewahrung der historischen Brücke in Tokio mit EM zu reinigen, so dass jetzt Schlamm und der Gestank verschwunden sind und man inzwischen beobachten kann, wie große Schulen von Meeräschen, Meerbrassen und Süßwasserlachs den Fluss hinaufwandern. Auch die Anzahl der Vögel, die sich von solchen Fischen ernähren, ist gestiegen. Es ist schon erstaunlich, dass hier nun sogar Lachs-Angelwettbewerbe geplant sind.

Selbst an dem Schrein Tôdaiji, der zum Weltkulturerbe gehört, gab es viele Umweltprobleme. Eigentlich sollte der Spiegelteich den Tempel mit dem großen Buddha wie ein Spiegel reflektieren, dieser war jedoch mit Blaualgen übersät und trübe geworden. Der Gestank war kaum auszuhalten. Durch den sauren Regen waren auch die Bäume der Kiefernallee fast schon abgestorben. Um diese Herausforderung zu meistern, wurde – genauso wie bei der Nihonbashi-Brücke in Tokio – EM in einem Umweltsanierungsprogramm eingesetzt.

Im November 2009 wurden die Ergebnisse dieses Einsatzes von EM der Öffentlichkeit präsentiert und auch ich fuhr hin. Vor Ort konnte ich mich davon überzeugen, dass sich nicht nur der Tempel des großen Buddha wieder schön im Teich spiegelte, sondern auch der Gestank verschwunden war, und die Bäume der Kiefernallee waren dabei, sich zu erholen.

Darüber hinaus wurde EM in Japan an berühmten Orten an der Inlandsee wie bei Tembashitate, in der Bucht von Ise und in der Mikawa-Bucht eingesetzt. Auch im Außengraben des kaiserlichen Palastes wird EM verwendet, damit dort bald im Sommer wieder die Glühwürmchen fliegen. Die Umweltreinigung mit EM hat sich jedoch auch nach Südostasien und Südamerika und in den Rest der Welt verbreitet.

Die Möglichkeiten von EM-X Gold

Was ist EM-X Gold?

EM begann als Bodenverbesserer in der Landwirtschaft, verbreitete sich daraufhin auch in den übrigen Branchen auf dem ersten Wirtschaftssektor, also der Viehzucht und der Wasserwirtschaft. Die Anwendungsbereiche Reinigung von Flüssen und Meeren sowie die Aufarbeitung von Biomüll sind bereits weit fortgeschritten. Inzwischen sind auch Möglichkeiten für den Einsatz in der Medizin entdeckt worden, so dass ein Erfrischungsgetränk mit den herausgefilterten Substanzen, die von den Effektiven Mikroorganismen produziert werden, entwickelt wurde. Dieses Getränk habe ich bereits in der Einführung als **EM-X** bzw. **EM-X Gold** vorgestellt.

EM-X Gold ist ein Erfrischungsgetränk aus der Fermentation von Wasser, Zuckerrormelasse, Hefeextrakt, Korallenkalzium (Sango-Koralle) und Bittersalz (Nigari) mit EM, um die Wirkung der Effektiven Mikroorganismen auf das höchste Niveau zu heben.

Da es – wie gesetzlich vorgeschrieben – im Herstellungsprozess unter großer Hitze desinfiziert wird, enthält es keine Mikroorganismen. Allerdings beinhaltet es die von den Effektiven Mikroorganismen produzierten vielfältigen Stoffwechselprodukte (antioxidative Substanzen, physiologisch aktive Substanzen etc.) in großen Mengen.

Die erste Generation dieses EM-Getränkes (EM-X) hatte den Nachteil, dass bei Erhitzung die Wirkung der Fermentationsstoffe nachließ, aber durch Fortschritte in der EM-Forschung zur Steigerung der Wirkung von EM sinkt nun die Wirkung beim Erhitzen nicht, die Wirkung wird durch Erhitzen sogar gesteigert.

Die drei Wirkungsweisen von EM-X Gold

Das wichtigste Charakteristikum von EM-X Gold ist die Kombination von „Antioxidation", „Deionisierung" und „Katalyse".

Antioxidation bedeutet, dass es die Kraft besitzt, vor der Oxidation als Ursache von Fäulnis und Qualitätsverlust zu schützen; diese Kraft eliminiert in großen Mengen freigesetzte freie Radikale, die für uns als Ursprung aller Krankheiten gelten.

Die deionisierende Wirkung bedeutet, dass ein elektrisch aufgeladener Zustand aufgelöst wird. Ein Großteil der chemischen Stoffe und Schwermetalle, die den menschlichen Körper belasten, sind elektrisch aufgeladen, haben die Tendenz, sich elektrisch an die Körperzellen zu binden, und wenn ihnen das gelingt, lassen sie sich nicht mehr so leicht entfernen. Durch die deionisierende Wirkung werden diese elektrischen Verbindungen gelöst, und diese chemischen Stoffe und Schwermetalle können leichter ausgeschieden werden.

Die katalytische Wirkung hebt den für die Körperfunktionen notwendigen Energieaustausch auf ein hohes Niveau an, so dass die Energie wirklich in alle Winkel des Körpers verteilt wird. Ein Katalysator übernimmt die Rolle eines Schalters für die chemischen Reaktionen im Körper. Die Arbeit des Körpers ist die fortlaufende Zerlegung und die Herstellung von Stoffen, wie es im Metabolismus geschieht. Für jeden Prozess wie z.B. das Leben der Zelle, die Zellteilung usw. ist Energie nötig. Bekannte Katalysatoren sind die Enzyme, die an fast allen chemischen Reaktionen (Verdauung, Atmung, Transport, Metabolismus, Ausscheidung usw.) im Organismus beteiligt sind. EM-X Gold verfügt über die Fähigkeit, diese Enzyme zu aktivieren.

Mit dieser dreifachen Wirkung werden die überflüssigen freien Radikale eliminiert, die für den Körper schädlichen Substanzen ausgeschieden, und wenn die Energie im Körper effektiver eingesetzt werden kann, laufen alle Körperfunktionen reibungslos ab. Da auch die Regeneration, das Immunsystem und die Aktivitäten der Enzyme dazugehören, verbessert sich die Konstitution, und es wird zur Selbstverständlichkeit, dass repariert werden kann, was durch eine Krankheit beschädigt wurde. Es ist auch ein großer Vorteil, dass überhaupt keine Nebenwirkungen auslösende Substanzen beteiligt sind, da die beschriebenen Prozesse nur mit körpereigenen Stoffen ablaufen.

Ich habe im 4. Kapitel die Hypothese aufgestellt, dass man wohl mit fast allen Krankheiten fertig werden könnte, wenn die Immunkraft verbessert und stabilisiert wird, der Metabolismus rundläuft und die Regenerationskraft steigt. Aufgrund der bisherigen Ausführungen zur Wirkungsweise von EM haben Sie sicher schon erkannt, dass meiner Meinung nach dies mit EM-X Gold zu verwirklichen ist.

Die Fähigkeiten von EM-X Gold entfachen unsere ursprünglich vorhandenen Kräfte

Ich bekomme oft Anfragen nach dem Motto: „Ist auch meine Krankheit mit EM-X Gold heilbar?“. Da es sich aber nicht um ein Medikament handelt, kann ich nicht behaupten, dass es bei allen Menschen die gleiche Wirkung zeigt. Und ich kann auch nicht sagen, dass es die Krankheit mit Sicherheit heilen wird. Doch vielleicht lohnt es sich, es auszuprobieren, wenn wir die im vorherigen Unterkapitel beschriebenen drei wichtigsten Wirkungen bedenken. Des Weiteren gibt es immer wieder Fragen bezüglich der Einnahmemenge, auch hier gibt es keine festen Regeln, und es reicht völlig aus, die Menge zu steigern, je schwerer die Krankheit ist.

Viele Menschen nehmen eine geringe Menge und hören dann doch wieder auf, da sie keine Veränderung feststellen können. Aber man darf doch nicht erwarten, dass eine Krankheit, die sich über viele Jahre hinweg entwickelt hat, in einer Nacht ausheilt. Auch wenn der Stoffwechsel nun reibungslos läuft, dauert es doch – wie bereits dargelegt – drei bis vier Monate, bis etwa 70 % der Körperzellen (Organe) ausgetauscht sind. Die Reparaturen brauchen also ihre Zeit, so dass man die Wirkung von EM-X Gold meiner Ansicht nach auch erst nach einigen Monaten beurteilen kann.

Diese Frage beantworte ich oft mit einem Vergleich: „Es ist so, als habe man lange Zeit in einem Haus gewohnt, in dem sich so viele Dinge angesammelt haben, dass das Leben nicht mehr effektiv ist. Wenn nun ein professioneller Ordungsspezialist ins Haus kommt und Ordnung schafft, indem er unnötige Dinge entfernt, wird man wieder wie früher gut in dem Haus leben können. In etwa so funktioniert EM-X Gold. Das bedeutet, man kann wieder seine ursprünglich vorhandenen Kräfte entfalten, es ist aber nicht so, dass aus einer Dreizimmerwohnung ein Palast wird. Der Rest hängt davon ab, wie groß Ihre Wohnung ist.

Deshalb dürfen Sie nicht den voreiligen Schluss ziehen, dass Sie gesund werden, weil Sie EM-X Gold nehmen, sondern sie werden gesund, weil sie ihre ureigenen Selbstheilungskräfte entfalten können. Daraus folgt, dass tatsächlich der Fortschritt unheilbarer Krankheiten gestoppt werden konnte oder Krebsgeschwüre verschwanden. Die Ärzte nennen das ein Wunder. Doch wenn das Wunder öfter als zweimal auftritt, dann kann das schon als Unvermeidlichkeit bezeichnet werden.

Fallbeispiele für die Einnahme von EM-X Gold und der Mechanismus der Besserung einer Krankheit

An dieser Stelle möchte ich kurz auf die Entwicklung von Krankheiten eingehen, bei denen Patienten von mir EM-X Gold eingenommen haben.

Zu Beginn steht die Geschichte der Patientin, deren Lungenentzündung sich dramatisch verbesserte. Da Ansteckungskrankheiten Kämpfe zwischen Feinden von außen wie Bakterien und Viren mit dem Immunsystem sind, kann dieser Kampf gewonnen werden, wenn die Immunkraft durch EM-X Gold gestärkt wird. Deshalb ist es auch nicht erstaunlich, dass bei manchen Patienten plötzlich der Hepatitis-C-Virus nicht mehr nachweisbar ist.

Bezüglich der Zivilisationskrankheiten ist Folgendes zu sagen: Ich habe den Eindruck, dass das Getränk bei Diabetes eine gute Wirkung zeigt. Wenn Patienten es einnehmen, die Insulin spritzen, können sie die Menge gerade so weit reduzieren, dass sie nicht in die Unterzuckerung geraten. Gleichzeitig brauchen sie oft nicht mehr so viele andere Medikamente zu nehmen. Die Tatsache, dass auch bei angeborenem Diabetes Typ I – wenn Patienten selbst kein Insulin produzieren können – die zu spritzende Menge an Insulin reduziert werden kann, legt nahe, dass die Effektivität des Insulins und des Zuckerstoffwechsels gestiegen ist.

Auch bei allergischem Schnupfen und Bindehautentzündung ist die Wirkung gut und viele Patienten brauchen bald keine Antiallergiemedikamente mehr. Auch mein Sohn litt jedes Jahr sehr schlimm an einer Zedernallergie, aber als wir ihm dann in seinem ersten Jahr in der Mittelschule EM-X Gold gaben, wurden die Beschwerden Jahr für Jahr leichter. Heute, nach drei Jahren, braucht er kein Mittel gegen Heuschnupfen mehr zu nehmen und die Symptome sind verschwunden. Seit diesem Jahr nimmt er als Nahrungsergänzungsmittel auch EPA (Eicosapentaensäure), aber als ich ihn neulich fragte, wie es ihm denn ginge, denn die Zedernpollen seien schon wieder in der Luft, war seine Antwort: „Was? Ach – das macht mir nichts aus. Alles in Ordnung."

Viele der rheumatischen Beschwerden, Schilddrüsenüberfunktion, SLE (Ganzkörper-Lupus erythematodes) werden als unheilbar bezeichnet. Hier sind die Ursachen unbekannt, aber man weiß, dass es häufig Autoimmunkrankheiten sind. Bei einer Autoimmunkrankheit greift der Körper eine bestimmte Sorte von eigenen Zellen an und der Name der Krankheit ändert sich mit der Art der betroffenen Zellen. Wenn es sich um die Knochenhaut der Gelenke handelt, nennt man es Rheuma; wenn es die Rezeptoren der Schilddrüse betrifft, heißt das Schilddrüsenüberfunktion, wenn es die Schilddrüse selbst ist, entsteht eine Unterfunktion. Sind Haut und Muskulatur betroffen, spricht man von einer Dermatomyositis, und wenn mehrere Organe befallen sind, wird daraus SLE (Ganzkörper-Lupus erythematodes). Auch andere Erkrankungen, deren Ursachen unbekannt sind, werden als eine Störung des Autoimmunsystems verstanden, zum Beispiel Morbus Crohn, bei der die Membran des Dünndarms betroffen ist, aber wenn es sich um den Dickdarm handelt, heißt die Krankheit Colitis ulcerosa, und bei den Arterien sprechen wir dann von Aortitis. Bei der Lunge heißt es idiopathische interstitielle Pneumonie (IIP), bei den Thrombozyten idiopathische thrombozytopenische Purpura (ITP) und so weiter. Ich betreute einmal eine Patientin mit SLE, bei der die Schmerzen nach etwa zwei Monaten der Einnahme von EM-X Gold fast ganz verschwunden waren.

Wenn man sich alle diese Krankheiten einzeln anschaut, sieht das kompliziert und mysteriös aus, aber es ist vorstellbar, dass hier eine Besserung zu erzielen ist, wenn das eigene Immunsystem stabilisiert wird. An Medikamenten gibt es für diese Krankheiten unglücklicherweise in der modernen Schulmedizin nur Steroide, und die Ärzte verschreiben das auch nicht in dem Glauben, damit könne die Krankheit geheilt werden. Es gibt viele Patienten mit einer Kollagenose, die gar nicht mehr unterscheiden können, ob ein Symptom zur ursprünglichen Krankheit gehört oder ob es eine Nebenwirkung des Medikaments ist. Weil die Ärzte, wenn der Patient austherapiert ist, nichts mehr machen können und ihn wegschicken müssen – wie die bereits erwähnten Patientin mit atopischer Dermatitis –, haben betroffene Patienten keine Anlaufstelle mehr und sind wie gestrandet. Das ist wirklich furchtbar. Steroide sollte man nur in der frühen Phase einsetzen, dann aber alle Anstrengungen unternehmen, um die Gesamtkonstitution zu verbessern.

Man kann sich auch vorstellen, dass bösartige Tumore wie Krebs entstehen, wenn der Körper nicht mehr mit der Reparatur der beschädigten Gene nachkommt. Die Immunkraft reicht auch nicht aus, um die Krebszellen zu attackieren. Da der Grund, warum manche Menschen Krebs bekommen und andere nicht, im Unterschied zwischen der jeweiligen Immunkraft liegt, ist nachvollziehbar, dass auch diese Krankheit nach der bereits vorgestellten Funktionsweise von EM-X Gold geheilt werden könnte.

Es ist schwierig, etwas über die Ursachen der unheilbaren Nervenkrankheiten zu sagen, aber die Tatsache, dass die Verschlimmerung häufig mit der Ausbreitung eines Virus einhergeht, spricht sehr für die Theorie, dass sie von einem Virus verursacht werden. Da bei krankhaften Veränderungen am Rückenmark und zum Beispiel ALS (Amyotrophe Lateralsklerose) bestimmte Nervenzellen Stück für Stück ihre Funktion verlieren, könnte es sich hier auch wie bei einer Kollagenose um eine Autoimmunkrankheit handeln.

Im Hinblick auf die Funktionsweise von EM-X Gold werden Sie schon ahnen, dass für Krankheiten, die von Viren verursacht werden, oder auch für ein durcheinandergeratenes Immunsystem durchaus die Möglichkeit einer Besserung der Symptome besteht. Allerdings braucht die Regeneration von Nervenzellen – im Gegensatz zu anderen Zellen – ziemlich lange, so dass es meiner Ansicht nach eher darauf ankommt, EM-X Gold schon in einem frühen Stadium einzunehmen, um ein Fortschreiten der Krankheit aufzuhalten.

Wenn allerdings ein bösartiger Tumor im Gehirn entstanden ist, dürfte man im Vergleich mit anderen Krankheiten kaum auf Besserung hoffen, da dieser Bereich selbst für die Immunzellen schwer zugänglich ist, und es sich außerdem um schwer zu reparierende Gehirnzellen handelt. Da man aber auch im Gehirn Zellen gefunden hat, die fast allmächtig sind, die sogenannten Stammzellen, würde ich selbst in einem solchen Fall nicht gleich die Hoffnung aufgeben.

Mehr EM-Technologie für den Einsatz in der Medizin

EM verbreiten sich in der ganzen Welt

Ich bin nicht der einzige Arzt, der EM bei der Behandlung und im eigenen Leben anwendet. Es gibt in der ganzen Welt Ärzte, die die EM-Technologie einsetzen.

Von EM-X Gold faszinierte Ärzte (sogenannte EM-Ärzte) in Japan haben 2001, um von den Zusammenhängen zwischen EM-X Gold und Krankheiten zu berichten, als Forum eine EM-Medizin-Konferenz eingerichtet und begonnen, untereinander Informationen darüber auszutauschen. Da es viel glaubwürdiger klingt, wenn Menschen, die selbst EM-X Gold genommen haben, berichten, in welcher Weise es ihnen besser ging, werden inzwischen auch Vortragsreihen organisiert, um über Erfahrungen zu sprechen, und seit 2009 wird die Konferenz versuchsweise in einen öffentlichen Teil (Berichte über Erfahrungen) und einen Teil für Ärzte (Medizinerkonferenz) aufgeteilt.

Als Ziel für zukünftige Medizinerkonferenzen reicht es meiner Meinung nicht mehr aus zu erklären: „Ich habe EM-X Gold genommen und irgendetwas ist besser geworden.“ Um noch glaubwürdiger zu werden, sollte meiner Meinung nach – wie in der Allgemeinmedizin auch – auf der Basis von wissenschaftlichen Daten diskutiert werden. Des Weiteren wünsche ich mir, dass die EM-Ärzte ihre Rolle auch als Berater für einen Lebensstil in einem Gesamtumfeld auftreten, das es dem Menschen ermöglicht, seine natürliche Selbstheilungskraft zurückzugewinnen, und um als Lehrende die Einstellung zu Gesundheit und Krankheit zu verändern.

Würde sich eine solche echte Präventivmedizin weit in der Bevölkerung verbreiten, könnte die Anzahl der Kranken auf natürliche Art und Weise sinken, genauso wie die Kosten für die medizinische Versorgung. Die gesunden Menschen werden aktiver, die Produktivität steigt und somit auch die Zufriedenheit der Bevölkerung. Ich halte es für eine gute Sache, wenn letztendlich eine Gesellschaft entsteht, in der wir Ärzte kaum noch notwendig sind.

Meine ideale Institution, in der EM zum Einsatz kommt

Meiner Ansicht nach wäre es gut, wenn in Zukunft die EM-Technologie offiziell in die Medizin eingeführt würde. Dies mag jetzt wie ein Aufsatz aus der Grundschule klingen, aber als ideale medizinische Institution stelle ich mir einen Ort auf einem Hügel vor, von dem aus man das Meer sehen und sich entspannen kann, ähnlich eingerichtet wie ein Hotel. Im Gebäude und bei den Speisen wird EM eingesetzt und selbstverständlich wird für die Reinigung im Gebäude, aber auch für die Behandlung der Abfälle EM eingesetzt, ebenso im Abwasser und Regenwasser, so dass ein Kreislauf entsteht. Es wäre wünschenswert, wenn in Kooperation mit Bauern und Viehzüchtern ein biologischer Bauernhof und eine Hühnerzucht entstünden, wo

Patienten und ihre Familien auch ihre Freizeit verbringen könnten. Für die medizinische Betreuung lassen sich die verschiedensten Anwendungsmöglichkeiten ins Auge fassen wie zum Beispiel: Mahlzeiten für die Patienten aus EM-Nahrungsmitteln und EM-behandeltes Trinkwasser. Der Patient sollte mit EM-Produkten umgeben sein, und diese könnten auch für die Reinigung von Endoskopen und medizinischem Gerät verwendet werden. Die EM-Technologie sollte auch bei der Herstellung von Prothesen und künstliche Arterien oder Herzklappen genutzt werden, und EM könnte auch zur Unterstützung verschiedenster Medikamente eingesetzt werden, etwa zur Pflege von offenen Wunden.

Es sollte auch einen Wellnessbereich geben, indem man sich mit heißen Steinen behandeln lassen oder eine Reflexzonenmassage bekommen kann, auch Aromatherapie oder Psychotherapie sollten möglich sein. Betreuung durch Spezialisten der östlichen Medizin mit Yoga, Ayurveda, traditioneller chinesischer Medizin und Moxibustion sollte es genauso geben wie westliche Medizin, so dass Patienten hier eine ganzheitliche Behandlung im wahrsten Sinne des Wortes erhalten könnten. Ideal wäre es jedoch, wenn sich dort eine dauerhaft zusammenlebende Gemeinschaft entwickeln würde.

Nachwort

Je mehr ich recherchiere, desto stärker habe ich das Gefühl, dass die Information in Japan sehr dürftig ist. Da man ohne Information nicht in der Lage ist, etwas zu beurteilen, ist es nur natürlich, dass viele Japaner das tun, was ihr Umfeld für „gut“ befindet. So passiert es auch ziemlich leicht, dass falsche Information zum „Allgemeinwissen“ wird. Informationen, die alle Welt in Aufruhr versetzen, werden vielleicht aus rechtlichen Gründen zensiert oder um eine Panik zu vermeiden. Doch meiner Ansicht nach darf diese Lage nicht zulasten der Volksgesundheit gehen, und deshalb habe ich dieses Buch als Entscheidungsgrundlage geschrieben.

Im Jahr 2009 hatte die neu eingesetzte Regierung der Demokratischen Partei ihre Mühe bei der Festlegung des Budgets, doch könnte die Reduzierung der für die steigenden Kosten mit verantwortlichen Gesundheitskosten leicht bewältigt werden, wenn jeder einzelne Bürger gesund würde. Nähme die Anzahl der Kranken ab, löste sich das Problem des Ärztemangels ebenfalls, und die wirtschaftliche Kraft nähme zu. Zwar bin ich selbst auch Arzt, aber es wäre doch ideal, wenn die Bevölkerung nur so vor Gesundheit strotzte, dass die Ärzte arbeitslos würden. Es geht doch nicht, dass man sich am Leid des anderen bereichert.

Es wird einige unter den Leserinnen und Lesern geben, die mir nach der Lektüre zustimmen werden, andere werden skeptisch sein. Aber waren das nicht vielleicht doch lauter selbstverständliche Dinge, die ich da gesagt habe? Wie auch immer: Es würde mich freuen, wenn ich auch nur einen Menschen mehr dazu motiviert hätte, etwas zur Erhaltung seiner Gesundheit zu tun oder einem Kranken geholfen hätte, der Gesundheit einen Schritt näherzukommen.

Es ist mein Ziel, dass die Leserinnen und Lesern dieses Buches nach der Lektüre die so großartig erscheinenden Ärzte als ganz normale Menschen betrachten. Die Patienten hegen grenzenloses Vertrauen in die „Götter in Weiß“. Wir tun jedoch nichts Großartiges.

Glauben Sie lieber vielmehr an ihre ureigene Selbstheilungskraft. Jetzt spreche ich nicht mehr als Arzt, aber ich glaube, dass der erste Schritt zur Gesundheit in der Schaffung eines guten, fruchtbaren Bodens besteht.

Auch wenn ich solche Dinge sage, möchte ich doch die Medizin nicht so schlechtmachen, dass ich alles, was ich bis heute getan habe, verteufle. Ich habe zwar die Grenzen der Medizin erkannt und die Verzweiflung gespürt, wenn ich als Arzt nicht helfen kann, doch durch meine Operationen ist es auch gelungen, Menschen vor dem sicheren Tod zu retten, und nicht wenige konnten danach sogar ohne Spätfolgen wieder ins Arbeitsleben zurückkehren. Deshalb weiß ich, dass die moderne Schulmedizin in einigen Aspekten wirklich Hervorragendes leistet.

Dies jetzt zum Schluss zu erwähnen, mag wie eine Ausrede klingen, aber es gibt – nicht nur unter den Gehirnchirurgen – viele sich für die Patienten zu Tode schindende, wunderbare Ärzte. Nur sind sie nicht immer leicht zu finden. Es wäre gut, wenn wir uns nicht nur auf eine Sache konzentrieren, sondern die Medizin und ihr Umfeld aus einer breiteren Perspektive betrachten würden.

Zum Schluss möchte ich mich für die Unterstützung bei Professor Teruo Higa, Dr. Ichiro Sugimoto, dem Vorsitzenden der Freiwilligenorganisation U-Net, Takao Hamafuchi, und allen an der Entstehung des Buches bedanken, ebenso bei meiner Familie und besonders Frau Chie Tanaka, meiner Lektorin im Verlag Metamor.

Nachwort

von Professor Dr. Teruo Higa, Emeritus der Ryûkyû-Universität, Leiter des internationalen Forschungsinstituts für EM-Technologie an der Meiô-Universität, Okinawa

Dieses Buch steckt voller Humor und ist wirklich nützlich. Selbst der Titel, „Gesundheit in Eigenverantwortung“ ist originell, da es das letzte Geheimnis enthüllt: „Wer ein langes, gesundes Leben führen möchte, sollte umdenken.“

Nach der Lektüre dieses Buches versteht man gut, dass „das Allgemeinwissen der Japaner für den Rest der Welt absurd ist“. Die Japaner sind ja so erzogen, dass sie alles genau so tun, wie es die Oberen befehlen. Dazu gehört, dass sie die Religion namens „Wissenschaft“ lieben und dass diejenigen, die regieren, die wissenschaftliche Bildung zum Maß aller Dinge machen.

Die Verantwortung liegt deshalb immer bei den anderen, und es hat sich eine Gesellschaft entwickelt, die ständig auf der Suche nach dem oder den Verantwortlichen ist. Um der eigenen Verantwortung zu entgehen, gibt man sie sogar zum Schaden der eigenen Gesundheit ab. Wird man krank, liest man viele Bücher über Medizin und ist felsenfest davon überzeugt, dass die Medizin daran schuld ist, wenn man nicht wieder gesund wird. Liest man über schwere Krankheiten und muss dann erfahren, dass bei einem selbst eine solche Krankheit diagnostiziert wird, probiert man eine unwirksame Methode nach der anderen aus. Deshalb nimmt die Anzahl der Menschen, die durch die Nebenwirkungen der Medikamente dann wirklich schwer krank werden, zu, so dass es heutzutage so viele Menschen mit schweren Krankheiten gibt.

Die Ausgaben auf dem Gesundheitssektor in Japan betrugen 2009 mehr als 34 Billionen Yen (252 Millionen Euro), und wenn das so weitergeht, erreichen wir bald die 40 Billionen. Im Jahr 2009, einem für Japan und die ganze Welt wirtschaftlich gesehen sehr schlechten Jahr, machten die Gesundheitskosten 70 % der tatsächlichen Steuereinnahmen aus. Selbst wenn sich die Wirtschaft wieder erholt, ist trotzdem mit Gesundheitskosten in Höhe von über 50 % der gesamten Steuereinnahmen zu rechnen. Es ist also offensichtlich, dass es so nicht weitergehen kann.

Dieser insgesamt unverantwortlich handelnde Staat Japan, dessen Gesellschaft ständig auf der Suche nach einem Sündenbock ist, wird derzeit in großem Stil umstrukturiert. Um diese Krise zu überwinden, müssen wir das für den Menschen lebensnotwendige Gesundheitsmanagement in Eigenverantwortung übernehmen.

Dieses Buch verrät, wie das gelingen kann, und ganz sicher wäre es ein epochaler Durchbruch, wenn das Ministerium für Arbeit und Soziales dieses Buch allen Bürgern zur Lektüre empfehlen und ihnen die Umsetzung der hier gegebenen Ratschläge ans Herz legen würde. Allerdings ist die japanische Gesellschaft so strukturiert, dass der stark verwurzelte Glaube an die Naturwissenschaften dies verhindert.

Die Prinzipien der Effektiven Mikroorganismen, mit deren Unterstützung die Vision dieses Buches realisiert werden kann, wurden vor gut 30 Jahren entdeckt, bald darauf kam es als Produkt auf den Markt. Von seiner Sicherheit und Reproduzierbarkeit hat man sich bereits in der ganzen Welt überzeugen können. Inzwischen wird es außer in der Landwirtschaft auch im Umweltschutz und in der Medizin, sogar in verschiedenen anderen Bereichen wie im Hoch- und Tiefbau, zum Energiesparen oder bei der Entwicklung von technischen Materialien eingesetzt.

EM wurde zu Anfang von vielen überzeugten Naturwissenschaftlern als „unwissenschaftlich" abgetan, doch heute wird es in vielen

Ländern, etwa in Thailand, Kolumbien und Ägypten, unter staatlicher Anleitung eingesetzt. EM ist in mehr als 150 Ländern verbreitet, und es gibt gegenwärtig schon mehr als 50 Produktionsstätten außerhalb Japans. Immer mehr Universitäten richten eine Fakultät oder ein Institut für EM-Studien ein. Bei all diesen Aktivitäten richtet man sich nach den in Japan entwickelten Standards.

Auf die Wirkung von EM wurde ja schon eingegangen: Sie beruht auf einer dreidimensionalen katalytischen Schwingung, die eine antioxidative, deionisierende und energiespendende Wirkung hat und in der Natur wiederbelebend wirkt. Wenn man EM in sein Leben integriert, es also so selbstverständlich wie Luft und Wasser verwendet, wird die wiederbelebende Kraft sich in der Umgebung entfalten, und alles kann gesunden. Diesen Weg der Wiederbelebung nenne ich Syntropie. Es ist das umgekehrte Phänomen zur Entropie.

Als Entropie bezeichnet man das Phänomen, bei dem jeder Stoff, der eine bestimmte Menge an Energie besitzt, durch die Abgabe von Energie desintegriert und allmählich in einen nutzlosen, da energielosen Zustand von Unordnung und Chaos übergeht. Der Begriff Syntropie hingegen bedeutet das Gegenteil: Dem energielosen, von Unordnung und Chaos bestimmten Zustand eines Stoffes, der ihn unbrauchbar macht, wird Energie zugeführt, um ihn zu einem nutzbaren Stoff voller Energie wieder aufleben zu lassen. Selbstverständlich wird dieses Konzept von den Naturwissenschaften bisher abgelehnt.

Das heißt aber nicht, dass es nicht Geschichten von erfolglosem Einsatz von EM gibt, aber das bedeutet meist nur, dass in diesen Fällen EM nicht so lange eingesetzt wurde, bis sich der Erfolg einstellte. Die Wirksamkeit von EM liegt in der Verantwortung der Nutzer. Da ich der Meinung bin, dass Probieren über Studieren geht, habe ich deshalb die Methoden veröffentlicht, mithilfe derer es jeder kostengünstig und einfach selbst vermehren kann.

Krankheit beginnt bei der Verunreinigung des Körpers mit Mikroorganismen, Schwermetallen und chemischen Stoffen. Wenn dann dazu noch alle Arten von schädlichen elektromagnetischen Strahlen, ein krank machender Lebensstil und Stress hinzukommen, können die Gene (DNA) nicht mehr richtig funktionieren. Doch all dies ist Folge eines Alltags, der geprägt ist von einem ungesunden Lebensstil mit krank machenden Essgewohnheiten und schädlichen Umwelteinflüssen. Das bedeutet: Wenn ein gesunder Mensch krank geworden ist, sollte er seinen Lebensstil infrage stellen, da dies in seiner eigenen Verantwortung liegt. In einer Gesellschaft, die ständig auf der Suche nach Verantwortlichen ist, wird immer beim anderen, aber selten bei sich selbst gesucht: Die meisten Menschen suchen die Schuld bei den Behörden, den Ärzten usw.

Die Entdeckung von EM hat durch die Unterstützung einer Vielzahl von freiwilligen Helfern zur Entstehung einer Bewegung geführt, deren Ziel es ist, eine gesunde Gesellschaft voller Lebensglück zu erschaffen. Es soll eine Gesellschaft entstehen, deren Grundeinstellung von den Ideen der Selbstverantwortung und dem Wunsch geprägt ist, einen eigenen Teil zur Gesellschaft beizutragen. Wir wollen auf der Basis von Sicherheit und Komfort gute Qualität zu einem günstigen Preis sowie Nachhaltigkeit bieten und eine Gesellschaft aufbauen, in der zum Wohl aller so viele Informationen wie möglich geteilt werden.

Dieses Buch zeigt, dass die Anwendung von EM in der Medizin Sinn macht. Es wird eine große Rolle bei der Revolution auf dem Gesundheitssektor durch Übernahme der Selbstverantwortung spielen. Es würde mich sehr freuen, wenn die Vorschläge und Hinweise in diesem Buch von möglichst vielen Menschen in die Tat umgesetzt würden.

Teruo Higa, März 2010

Biografie

Dr. med. Yoshimi Tanaka

1960 in Tokio geboren. Nachdem er 1985 das Studium an der Medizinischen Fakultät der Tokai-Universität beendet und eine Assistenzstelle in der gehirnchirurgischen Abteilung des an dieser Universität angeschlossenen Krankenhauses bekleidet hatte, arbeitete er lange Jahre als Notarzt in verschiedenen städtischen Krankenhäusern. Sein Promotionsstudium schloss er mit einer Dissertation über bösartige Gehirntumore ab. Er ist anerkannter Facharzt der Japanischen Vereinigung der Gehirnchirurgen und der Japanischen Vereinigung der Gerontologen. Derzeit führt er weiterhin gehirnchirurgische Untersuchungen durch, publiziert und hält Vorträge über Präventivmedizin.

TERUO HIGA

Effektive Mikroorganismen – unsere Perspektive

30 Jahre EM-Technologie
von den Anfängen bis Fukushima

von dem Entdecker der Effektiven Mikroorganismen

Jüngste Zusammenfassung aller Aspekte der EM-Technologie vom Entdecker der Effektiven Mikroorganismen EM, das wie ein Resümee seines Lebenswerks erscheint.

187 Seiten · gebunden · ISBN 978-3-941383-06-7

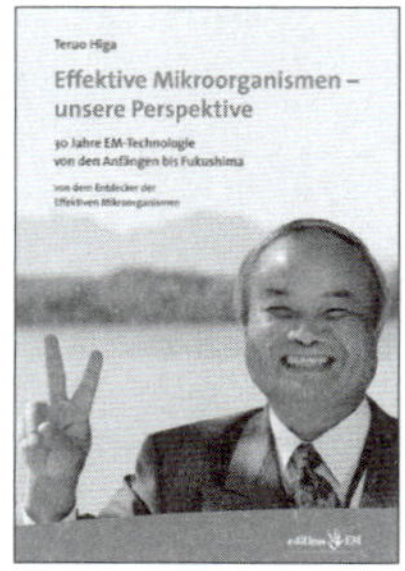

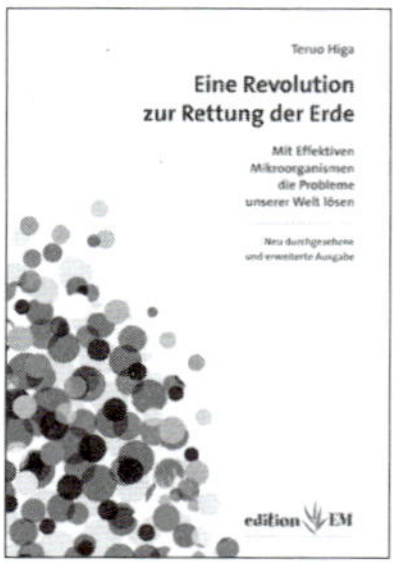

TERUO HIGA

Eine Revolution zur Rettung der Erde

Mit Effektiven Mikroorganismen die Probleme unserer Welt lösen

Beispiele, Hintergründe und Geschichte

Das grundlegenden Buch über die EM-Technologie vom Entdecker der Effektiven Mikroorganismen EM, erstmalig beide Bände seines Bestsellers in einer Ausgabe vereint.

270 Seiten, Broschur, ISBN: 978-3-941383-00-5

SHIGERU TANAKA

Vertrauen in Dr. Higas EM-X

Hilfe auch bei schweren Krankheiten

Deutsche Erstausgabe

In seinem jüngsten Buch belegt Dr. Shigeru Tanaka seine medizinischen Vorschläge mit zahlreichen Fallbeispielen aus der täglichen Arbeit in seiner Klinik und in der Beratung.

142 Seiten, Broschur, ISBN: 978-3-941383-01-2

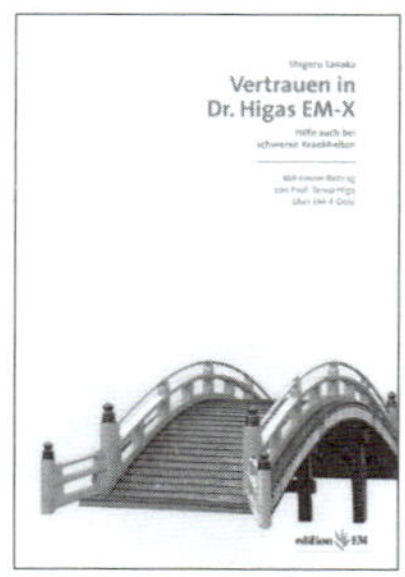

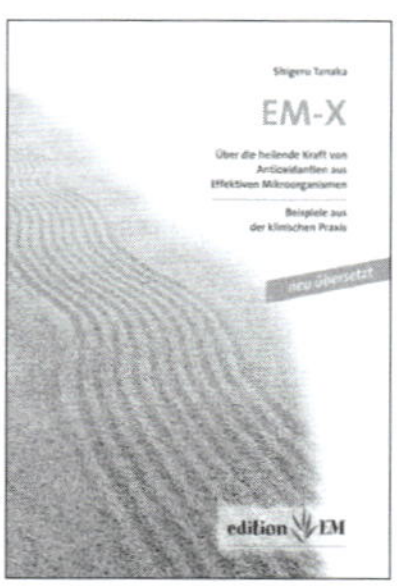

SHIGERU TANAKA

EM-X – Über die heilende Kraft von Antioxidantien aus Effektiven Mikroorganismen

Beispiele aus der klinischen Praxis

Das erste umfassende Buch über die Erfahrungen beim klinischen Einsatz von EM-X. In dem Nachwort werden die jüngsten, erstaunlichen Erfolge mit dem weiterentwickelten EM-X Gold® aufgeführt.

172 Seiten, Broschur, ISBN: 978-3-941383-03-6

edition EM

edition EM Verlagsgesellschaft mbH
Mühlgrabenstraße 13 · 53340 Meckenheim
E-Mail: buch@editionem.de · www.editionem.de